华西口腔医院医疗诊疗与操作常规系列丛书

口腔中医科诊疗与操作常规

主　编　林　梅　黄小瑾

编　者（以姓氏笔画为序）

李佳霖　张沁玉　张招娣　林　梅　黄小瑾　梁新华

蒋红钢　程　磊　温江华

主编助理　张招娣

人民卫生出版社

图书在版编目（CIP）数据

口腔中医科诊疗与操作常规/林梅，黄小瑾主编
.—北京：人民卫生出版社，2018
（华西口腔医院医疗诊疗与操作常规系列丛书）
ISBN 978-7-117-27646-7

Ⅰ.①口… Ⅱ.①林… ②黄… Ⅲ.①中医五官科学
- 口腔科学 - 诊疗 - 规范 Ⅳ.①R276.8-65

中国版本图书馆 CIP 数据核字（2018）第 240023 号

人卫智网	www.ipmph.com	医学教育、学术、考试、健康，购书智慧智能综合服务平台
人卫官网	www.pmph.com	人卫官方资讯发布平台

口腔中医科诊疗与操作常规

主　　编：林　梅　黄小瑾
出版发行：人民卫生出版社（中继线 010-59780011）
地　　址：北京市朝阳区潘家园南里 19 号
邮　　编：100021
E - mail：pmph @ pmph.com
购书热线：010-59787592　010-59787584　010-65264830
印　　刷：廊坊一二〇六印刷厂
经　　销：新华书店
开　　本：710×1000　1/16　印张：10
字　　数：169 千字
版　　次：2018 年 11 月第 1 版　2020 年 11 月第 1 版第 3 次印刷
标准书号：ISBN 978-7-117-27646-7
定　　价：40.00 元

总序

四川大学华西口腔医院始建于 1907 年,是中国第一个口腔专科医院。作为中国现代口腔医学的发源地,华西口腔为中国口腔医学的发展作出了杰出贡献,培养了一大批口腔医学大师巨匠、精英栋梁和实用人才。

百余年来,四川大学华西口腔医院坚持医疗立院、人才兴院、学术强院的发展思路,在临床诊疗、人才培养、科学研究、文化传承中不断创新发展,形成了华西特色的口腔临床诊疗规范和人才培养模式,具有科学性、指导性,易于基层推广。在多年的医疗工作、临床教学、对外交流、对口支援、精准帮扶工作中,深深地感到各层次的口腔医疗机构、口腔医务工作者、口腔医学生、口腔医学研究生、口腔规培医师,以及口腔医疗管理人员等迫切需要规范性和指导性的临床诊疗书籍。为此,四川大学华西口腔医院组成专家团队,集全院之力,精心准备,认真撰写,完成了这套诊疗与操作常规系列丛书。

《华西口腔医院医疗诊疗与操作常规》系列丛书共分 17 册,包括口腔医学所有临床学科专业。本系列丛书特点:①理论结合实际,既包括基础知识,又有现代高新技术;内容编排更贴近临床应用,深入浅出的理论分析,清晰的工作流程,明确的操作步骤;②体系完整,各分册既独立成书,又交叉协同,对临床上开展多学科会诊、多专业联动也有较强的指导性;③内容周详,重点突出,文笔流畅,既能作为教材系统学习,又能作为工具书查阅,还能作为临床管理工具运用,具有非常强的可阅读性和可操作性。

衷心感谢主编团队以及参与本系列丛书撰写的所有同仁们！感谢人民卫生出版社在出版方面给予的大力支持！感谢所有的读者！

谨以此书献给四川大学华西口腔医院 111 周年华诞！

《华西口腔医院医疗诊疗与操作常规》总主编

2018 年 9 月于华西坝

前言

中医的整体辨证论治,因人、因时、因地治病的特色,不仅为解决人们口腔疾病的问题提供了方法和途径,也体现了现代口腔医学个性化治疗的需要。提高中医医疗服务质量,研究制订中医诊疗常规,是我国中医药发展的努力方向。

《口腔中医科诊疗与操作常规》是《华西口腔医院医疗诊疗与操作常规》系列丛书之一。由于我国目前尚无成熟的、公开出版的口腔中医科诊疗常规,如何传承中医的经典理论指导口腔中医科的临床工作,如何规范的运用中医的操作技术在口腔疾病中发挥作用,是我们考虑的初衷,本书旨在为临床医疗提供实用的口腔中医诊疗工具书或参考书。为此,编委会的组成也汇聚了中医和西医的多科临床专家。本书的编写思路有以下几方面:①体现中医学的经典理论和临床诊疗特点;②注意实用性和疗效性;③体现中西医的病证结合;④介绍中医特有的诊治手法和操作技术;⑤介绍"中医口腔保健,未病先防"的思想埋念。

口腔疾病众多,本书仅选择了部分中医治疗颇有一些疗效的常见病、多发病。本书分为四个部分:第一章为口腔中医科临床诊疗常规,主要针对 44 种病症的临床诊疗进行了归纳介绍,病名目录使用现代口腔医学的称谓,文内注明中医称谓,以便各科医生理解。本书通过中医的病因、病机分析、现代医学的诊断要点、中医的辨证分型,以及临床常用的中药内治和中医外治的方法整理、归纳总结,形成比较完整的中医临床链条。第二章为口腔中医科治未病诊疗常规,治未病是中医学中预防、调养、强身的重要组成部分。第三章为口腔中医科临床诊法(望、闻、问、切),本章详细描述了口腔疾病中的四诊应用。第四章为口腔中医科临床治疗技术操作常规,介绍了 15 项中医科临床治疗技术,其中包括了具有中医特色的针灸技术、推拿技术、针刺麻醉技术和中医急诊操作技术等。

在此衷心感谢全体编委对本书撰写所付出的努力和支持!

　　中西医结合是我国口腔医学的特色,中医也必将会随着科技进步、学科交叉迎来新的发展! 中医学博大精深,本书所及难免有不尽完善之处,敬请读者提出宝贵意见,以求再版时改进和完善。

林 梅　黄小瑾

2018 年 6 月

目录

第一章

口腔中医科临床诊疗常规

第一节　牙体和牙周组织疾病

一、牙本质过敏症

【概述】

　　牙本质过敏症是指牙齿因磨耗或龋坏等原因,受到外界生理范围内的刺激,如冷热、酸甜、摩擦或咬硬物等引起的短暂、尖锐的疼痛或不适的一种症状。本病属于中医"齿酸""齿寒""齿楚"的范畴。

【病因病机】

　　1. 肾主骨生髓,齿为骨之余,肾气不足,牙齿失于濡养出现酸软、咀嚼无力而发生本病。

　　2. 先天禀赋不足、年老体弱则肝肾阴虚,阴精亏损不能充养牙齿故牙齿痠痛。

　　3. 牙齿磨耗,或刷牙不当,龈缩牙根暴露,均可发生本病。

【诊断要点】

　　1. 病史　当刷牙、吃硬物、酸、甜、冷、热等刺激时均可引起短暂、尖锐的刺激痛,无自发痛。

　　2. 临床表现　探诊检查发现牙面酸痛的敏感点,温度测验、患者主观评价等方法也有助于确定患牙。

【鉴别诊断】

　　牙本质过敏症是一种症状,而不是一种独立的疾病,因此应重点鉴别出引起该症状的疾病,如龋病、楔状缺损等。

【治疗原则】

脱敏治疗,消除症状。中医多从本虚论治,治宜补益肝肾,健齿益髓。

【证候分型与辨证施治】

1. 肾气亏虚证　牙齿酸软疼痛,遇刺激性食物加重,伴有神疲乏力,眠差、头晕耳鸣、腰膝酸软等。舌淡薄白,脉弱。

治法:补肾健齿。

方药:金匮肾气丸加减(《金匮要略》)。主要药物:熟地黄、山药、山茱萸、茯苓、牡丹皮、泽泻、桂枝、炮附子等。

中成药:可选用金匮肾气丸。

2. 肝肾阴虚证　牙齿咀嚼无力、疫痛,伴有头晕目眩,耳鸣健忘,口燥咽干,失眠多梦,腰膝酸软,五心烦热,舌红苔薄,脉细数。

治法:补益肝肾,滋阴养髓。

方药:知柏地黄丸加减(《医方考》)。主要药物:知母、黄柏、熟地黄、山萸肉、山药、泽泻、牡丹皮、茯苓等。

中成药:可选用知柏地黄丸。

【其他疗法】

1. 中药涂擦　可选花椒、细辛、高良姜、荜茇、五倍子、海螵蛸各 10g 磨碎,置于 75% 酒精适量浸泡 3~5 天,以棉球蘸其上清液反复涂擦过敏区 2 分钟,每日 1~2 次。

2. 牙粉　选荜茇、五倍子、白芷、煅牡蛎、海螵蛸各 10g、滑石 5g 等,研细末,以牙刷挤上牙膏后,蘸中药粉反复刷患牙,每日 2 次。

3. 毫针疗法　主穴为合谷、颊车、地仓。上颌牙过敏配上关、颧髎;下颌牙过敏配下关、承浆、大迎;肾气亏虚配肾俞、关元、气海;肝肾阴虚配太溪、照海、肝俞、肾俞。

4. 耳穴疗法　常选神门、牙、屏尖、上颌、下颌等,每次 3~4 穴,两耳交替选穴。

【预防及调摄】

1. 纠正夜磨牙、单侧咀嚼等不良习惯,掌握正确刷牙方法。

2. 少食硬质食品,避免冷、热、酸、甜食物刺激。

3. 定期进行口腔检查,预防口腔疾病的发生。

二、慢性牙髓炎

【概述】

慢性牙髓炎是指发生于牙髓组织的慢性不可复性的炎性病变,以疼痛为主要症状,慢性牙髓炎主要由来自牙体的感染所致,本病属于中医"牙痛"的范畴。

【病因病机】

1. 过食肥甘厚腻之品,以致湿热内生,蕴于阳明经,湿热循经上扰出现牙痛。

2. 久病或年老肾阴亏耗,虚火上炎,骨髓空虚,牙失荣养,致牙痛缠绵不愈。

【诊断要点】

1. 病史　患者病程较长,有长期冷、热刺激痛病史。

2. 临床表现

(1)一般无明显自发痛,可有隐痛或钝痛,遇到刺激时疼痛加重。

(2)牙髓炎时往往伴有龋齿。

(3)患牙对温度测验多引起迟缓性痛,或表现为迟钝,若牙髓坏死后对温度刺激无反应。

【鉴别诊断】

本病应与深龋及叩复性牙髓炎相鉴别。

【治疗原则】

首选保留患牙,根管治疗,缓解炎症。中医多以本虚标实论治,实证宜清热、燥湿、泻火。虚证宜补肾、滋阴、降火。

【证候分型与辨证施治】

1. 阳明湿热证　牙痛为阵发性隐痛或钝痛,遇冷、热食物刺激则痛甚,可伴有脘腹胀满,口干不多饮,恶心呕吐,肢体沉重,舌质红,苔黄腻,脉弦数。

治法:清热燥湿、泻火止痛。

方药:清胃散(《脾胃论》)合平胃散(《太平惠民和剂局方》)加减。主要药物:生地黄、当归、丹皮、黄连、升麻、苍术、厚朴、陈皮、甘草等。

中成药:可选用清胃黄连片和香砂平胃丸等。

2. 肾虚火旺证　牙齿隐痛,牙龈微肿、萎缩,牙浮或出血,伴有口干潮热,五心烦热,腰膝酸软,头晕耳鸣,舌红少苔,脉细数。

治法：滋阴补肾，降火止痛。

方药：知柏地黄丸加减（《医方考》）。主要药物：知母、黄柏、熟地黄、山茱萸、牡丹皮、山药、茯苓、泽泻等。

中成药：可选用知柏地黄丸。

【其他疗法】

1. 含漱法　选用知母、丹皮、白芷、骨碎补各 8~10g，细辛 3g，煎水取液含漱，每次 3~5 分钟，每日 3~4 次。

2. 毫针疗法　主穴为合谷、下关、颊车、阿是穴等。阳明湿热配内庭、丰隆、曲池；肾虚火旺配太溪、行间等。

【预防及调摄】

1. 养成良好的口腔卫生习惯，食毕漱口，定期进行口腔检查。

2. 饮食不宜过食肥厚甘腻之品，宜食新鲜蔬菜及水果。

3. 适当锻炼，提高抗病能力。

三、慢性牙周炎

【概述】

慢性牙周炎是指病变累及牙齿支持组织，包括牙龈、牙周膜、牙骨质和牙槽骨的一种慢性破坏性疾病，发病率高，多见于成年人（35 岁以上）。该病相当于中医"牙宣""齿龂"等范畴。

【病因病机】

1. 饮食不节损伤脾胃，导致脾胃虚弱，运化失司，聚湿生热，湿热蕴结上攻齿龈而出现红肿疼痛等。

2. 年老体弱、久病伤肾，肾阴不足，虚火上炎，骨失濡养，故牙齿松动、龈肿齿龂等。

3. 先天禀赋不足，后天生化不足，或久病虚弱，则气血亏损，脉络空虚，牙龈失于濡养而好发本病。

【诊断要点】

1. 病史　常有牙龈发红、刷牙出血、咀嚼无力等病史。

2. 临床表现

（1）牙龈红肿，探诊出血。

（2）患牙牙周袋探诊深度 >3mm，有附着丧失。

（3）X 线片显示牙槽骨吸收。

【鉴别诊断】

本病应与龈炎、口腔扁平苔藓相鉴别。

【治疗原则】

清除牙石,控制菌斑,消除炎症。中医以本虚标实论治,实证宜清热化湿,虚证宜补肾固齿、益气补血。

【证候分型与辨证施治】

1. 脾胃湿热证 牙龈红肿疼痛,伴有出血溢脓,全身伴有渴不多饮,胃脘嘈杂,大便不畅,小便色黄,肢体困重,舌质红,苔黄腻,脉濡数。

治法:清热化湿。

方药:连朴饮加减(《霍乱论》)。主要药物:厚朴、黄连、石菖蒲、制半夏、香豉、焦栀子、芦根等。

中成药:可选用清胃黄连片和香砂平胃丸等。

2. 肾虚火旺证 牙龈酸软、或松动移位,咀嚼无力,龈肿,齿衄,伴有耳鸣、腰膝酸软、五心烦热、潮热盗汗、口干咽燥、发脱、神疲乏力,舌红苔灰而干燥。

治法:补肾固齿,滋阴益髓。

方药:补肾固齿丸(四川大学华西口腔医院研制方)。主要药物:熟地黄、鸡血藤、紫河车、骨碎补、漏芦、丹参、五味子、山药、郁金、炙黄芪、牛膝、野菊花、茯苓、枸杞子、牡丹皮、泽泻、肉桂等。

中成药:可选用补肾固齿丸。

3. 气血亏虚证 牙龈萎缩,齿动,咀嚼无力,伴有牙龈出血,全身可有面色无华,气短乏力,心悸,头晕,失眠多梦,纳差,舌淡,苔薄白,脉沉细。

治法:补益气血。

方药:八珍汤加减(《正体类要》)。主要药物:当归、川芎、白芍药、熟地黄、人参、白术、茯苓、炙甘草等。

中成药:可选用八珍颗粒、人参归脾丸等。

【其他疗法】

1. 含漱法

(1)可用玄参、黄芩、竹叶、白芷各 15g,煎汤含漱,每天 2~3 次。

(2)可用生石膏、金银花、白芷、薄荷等各 15g,煎汤含漱,每天 2~3 次。

2. 毫针疗法 主穴为合谷、颊车、下关、地仓、阿是穴等。脾胃湿热配隐白、内庭;肾虚火旺配太溪、行间、肾俞;气血亏虚配关元、气海、足三里。

3. 耳穴疗法　常选上颌、下颌、屏尖、神门、三焦等,两耳交替取穴。

【预防及调摄】

1. 保持口腔清洁卫生,坚持早晚刷牙,食毕漱口,清除口内牙石、牙垢及嵌塞之物。定期进行口腔检查。

2. 少食肥甘厚腻、辛辣炙煿之品,宜食新鲜蔬菜水果。

（张招娣　程磊）

第二节　口腔黏膜疾病

一、感染性疾病

（一）单纯疱疹

【概述】

单纯疱疹是由单纯疱疹病毒感染引起的皮肤黏膜疾病,临床病损以簇集性小水疱为其特点,原发性感染以小儿多见,复发性感染以成人多见。一般有自限性,可复发。本病相当于中医"热疮""口糜"的范畴。

【病因病机】

1. 外感风热邪毒,熏蒸于上而发本病。

2. 脾胃郁热化火,心火上炎,上熏口舌导致口腔红肿、生疮。

3. 嗜食肥甘厚腻之品,致使脾胃亏虚,运化失司,聚湿化热,湿热熏蒸口腔而发病。

4. 病久阴液亏损,虚火上炎,引起口腔起疱、溃烂,使热疮反复不已。

【诊断要点】

1. 病史　可有疱疹病患者接触史、疲劳、发热等上呼吸道感染史。

2. 临床表现

（1）原发性感染可见口腔黏膜及口周出现成簇的小水疱,水疱破溃后黏膜形成浅溃疡,口周形成血痂,牙龈广泛红肿,疼痛明显,小儿可伴有发热、拒食、流涎、哭闹、局部淋巴结肿大。

（2）复发性感染好发唇部及口周皮肤,表现为成簇或单个小水疱,破溃后有渗液并结痂,全身反应轻。

【鉴别诊断】

本病应与疱疹型复发性阿弗他溃疡、带状疱疹相鉴别。

【治疗原则】

抗病毒、消炎、对症支持治疗。中医以辨证施治，标本兼顾，宜清热、解毒、利湿、滋阴，并配以外治法，消肿止痛，促进病损愈合。

【证候分型与辨证施治】

1. 风热邪毒证　口腔黏膜充血，黏膜、口周皮肤有散在或成簇的小水疱，伴有恶寒发热，头身重痛，口渴心烦，舌质红，苔薄白或薄黄，脉浮数有力。

治法：疏风解表，清热解毒。

方药：银翘散加减（《温病条辨》）。主要药物：金银花、连翘、桔梗、薄荷、荆芥、淡竹叶、牛蒡子、生甘草等。

中成药：可选用银翘解毒丸。

2. 心脾积热证　口腔黏膜或口周皮肤充血、起水疱，水疱破溃后形成浅溃疡或渗出、结痂，可伴有口干舌燥，疼痛流涎，大便秘结，小便黄赤短少，舌质红，苔黄或黄腻，脉洪大而数。

治法：清心脾积热，兼养阴利湿。

方药：加味导赤白虎汤加减（四川大学华西口腔医院研制方）。主要药物：生石膏、知母、生地黄、木通、淡竹叶、玄参、麦冬、青蒿、板蓝根、芦竹根、儿茶、甘草等。

中成药：可选用口炎颗粒。

3. 湿热蕴结证　口舌糜烂，上覆假膜，或口周起小疱，溃烂流黄水，伴有口臭，脘腹胀闷，纳呆食少，口不渴，大便稀溏，肢体困倦，舌红苔厚腻。

治法：清热利湿。

方药：连朴饮加减（《霍乱论》）。主要药物：厚朴、黄连、石菖蒲、制半夏、香豉、焦栀子、芦根等。

中成药：可选用清胃黄连片和香砂平胃丸等。

4. 阴虚内热证　口腔黏膜糜烂，上敷黄白色假膜，伴有咽喉干痛，口渴欲饮，大便艰涩，手足心热，心烦心悸。舌质红，舌苔少或无苔，脉细或细数。

治法：益气养阴清热。

方药：生脉散（《医学启源》）合增液汤（《温病条辨》）加减。主要药物：人参、麦冬、五味子、玄参、生地黄等。

中成药：可选用生脉饮和增液口服液等。

【其他疗法】

1. 含漱法　选金银花、连翘、黄芩各 15g，煎液含漱，每日 3 次。

2. 散剂　中药涂抹患处促进糜烂面愈合。如锡类散、冰硼散、养阴生肌散等，每日 3~4 次。

3. 湿敷疗法　选板蓝根、紫草、马齿苋各 20g，煎水待凉湿敷口唇，每日 2~3 次，用于治疗唇疱疹。

4. 穴位贴敷疗法　选吴茱萸、川黄连，按 2∶1 的比例研成细粉，加醋调成饼，外敷双侧涌泉穴。

5. 三棱针疗法　选商阳、曲池等，用三棱针点刺出血。

【预防及调摄】

1. 单纯疱疹患者避免接触婴幼儿，以免传染。

2. 注意口腔卫生，清洗婴幼儿口腔。

3. 适当锻炼，提高机体抵抗力。

4. 注意营养，饮食宜清淡，忌食肥甘辛辣。

（张招娣）

（二）带状疱疹

【概述】

带状疱疹是由水痘 - 带状疱疹病毒引起的皮肤黏膜疾病，水痘 - 带状疱疹病毒感染机体后可以长期潜伏在神经节内，在某种诱发因素的作用下受到激发活跃，引起炎症。发生在口腔的带状疱疹主要侵犯三叉神经。病损以单侧呈带状群集分布的水疱和神经痛为特点。中医称为"蛇串疮""蛇丹"。

【病因病机】

1. 饮食不节、过度劳倦，外感火毒邪气而诱发本病。

2. 情志内伤，肝气郁滞，日久化热，导致肝胆火盛而发病。

3. 脾失健运，湿浊内停，复感外邪，内湿与外邪搏结而发病。

4. 病久脉络受阻，导致气血郁滞，瘀血留滞肌肤黏膜和经络，不通则痛，出现疼痛缠绵不退。

【诊断要点】

1. 病史　本病一年四季均可发生，但夏秋季多见，好发于成年人，尤其是年老体弱者。

2. 临床表现

（1）初起患处皮肤或黏膜有烧灼感、疼痛，头面部皮肤或口腔黏膜出现带片状红色小丘疹，迅速变成水疱，簇集成群；口腔黏膜疱疹破溃后形成较大的糜烂面，上覆黄白色假膜。

（2）损害沿三叉神经分布排列成带状、不超过面中线。

（3）少数患者，尤其是老年患者在皮损消退后仍遗留顽固性疼痛。

【鉴别诊断】

本病应与单纯疱疹、疱疹性咽峡炎相鉴别。

【治疗原则】

本病虚实夹杂，实证宜清热解毒、泻火利湿、化瘀止痛，虚证健脾为主，针灸通络止痛。严重病损者，对症支持治疗。

【证候分型与辨证施治】

1. 火毒炽盛证　患处灼热疼痛，皮损可有红色斑丘疹，或已形成小水疱，患侧口腔黏膜亦有成簇水疱，破溃后形成糜烂，上覆黄白色假膜，伴有口渴心烦，便秘，尿黄，舌红苔黄，脉数。

治法：清热解毒。

方药：凉膈散加减（《太平惠民和剂局方》）。主要药物：大黄、朴硝、炙甘草、栀子、薄荷、黄芩、连翘、淡竹叶等。

中成药：可选用牛黄解毒片、黄连上清丸等。

2. 肝胆火盛证　患处颜色鲜红，皮肤或黏膜有烧灼感、疼痛，患侧口腔黏膜疱疹破溃糜烂，上覆黄白色假膜，形成较大的溃疡面，伴有口苦咽干，烦躁，面红目赤，便秘尿黄，舌红苔黄，脉弦数。

治法：清泻肝胆实火，清利肝经湿热。

方药：龙胆泻肝汤加减（《医方集解》）。常用方药：龙胆草、黄芩、栀子、泽泻、木通、当归、生地黄、车前子、柴胡、生甘草等。

中成药：可选用龙胆泻肝丸。

3. 脾虚湿盛证　病损颜色淡红，溃破渗出，或有糜烂，口内黏膜可有成片糜烂，上覆黄白色假膜，伴有体倦乏力，口不渴，纳呆便溏，腹胀，舌质淡红，舌体胖大边有齿痕，舌苔白厚或腻，脉细滑或濡数。

治法：健脾利湿。

方药：除湿胃苓汤加减（《医宗金鉴》）。主要药物：苍术、厚朴、陈皮、猪苓、泽泻、茯苓、白术、滑石、防风、栀子、木通、肉桂、甘草等。

中成药：可选用六君子丸。

4. 气滞血瘀证 病损区基底颜色暗，疱疹消退后，常留有局部及周围神经疼痛，疼痛呈针刺样，固定不移，伴有急躁易怒，胸胁胀闷，舌质紫黯或有瘀斑，脉弦或涩。

治法：活血化瘀，行气止痛。

方药：血府逐瘀汤加减（《医林改错》）。主要药物：桃仁、红花、当归、生地黄、川芎、赤芍、牛膝、桔梗、柴胡、枳壳、甘草等。

中成药：可选用血府逐瘀丸。

【其他疗法】

1. 含漱法 可用紫草、野菊花、蒲公英、马齿苋等各15g煎汤含漱。每日3次。

2. 散剂 可选用锡类散、冰硼散、青黛散等，将药末吹撒病损糜烂处。

3. 毫针疗法 主穴为皮损处局部围刺、合谷、曲池，火毒炽盛配曲池、少商；肝胆火盛配行间、侠溪；脾虚湿盛配阴陵泉、丰隆；气滞血瘀配三阴交、膈俞。

4. 水针疗法 选取曲池、阳陵泉，采用维生素 B_1 和维生素 B_{12} 注射液，每穴注射 0.5ml。

5. 皮肤针疗法 皮损部位消毒后梅花针叩刺，直至轻微出血点为止，每周 2~3 次。

6. 艾灸疗法 距离疱疹病损区 2~3cm，艾条点燃回旋灸，灸至患处皮肤发红，停止施灸。

7. 耳穴疗法 穴位常选胰、胆、肾上腺、神门、肝等。双耳交替治疗。

【预防及调摄】

1. 禁食辛辣刺激、肥甘厚腻食物，保持局部清洁，注意休息。

2. 饮食有节，起居有常，防止过劳，调节情志。

（张招娣 林 梅）

（三）手足口病

【概述】

手足口病是由肠道病毒感染引起的小儿急性出疹性传染病，临床以手、足、臀、口腔多部位出现斑丘疹、疱疹为主要临床体征，通过消化道、呼吸道和密切接触等途径传播，根据临床表现，本病属于"温病"范畴。

【病因病机】

1. 风热侵袭机体，热邪熏灼于肺，循经上扰，伤及口腔黏膜及皮肤而出现疱疹。

2. 素体脾虚,或饮食不节,脾失健运,水湿内停,蕴郁化热,湿热互结,复感湿邪,上攻口舌则红肿、溃烂。

3. 情志郁结、气郁化火,或过食辛辣之品、温补过度,久而生热化火出现口舌生疮。

【诊断要点】

1. 病史 流行季节多发,托幼单位为主要流行场所,患者多为3岁以下幼儿。

2. 临床表现

(1)手、足、口腔部位起红色丘疹或小水疱。

(2)口腔黏膜和舌面伴有散在小疱疹,疱疹破溃后形成溃疡,可伴有流涎,拒食,烦躁,或咳嗽、流涕等上呼吸道感染症状。

(3)病愈后皮肤皮疹结薄痂,脱落后无瘢痕,手及足底不结痂,疱疹自行吸收。

3. 辅助检查 咽拭子、疱液或粪便标本可做肠道病毒病原学检查确认。

【鉴别诊断】

本病应与水痘、单纯疱疹性口炎、疱疹性咽峡炎相鉴别。

【治疗原则】

对症治疗,抗病毒。中医认为以标实为主,治宜清热解毒、化湿,清心泻火。

【证候分型与辨证施治】

1. 风热犯肺证 口腔黏膜疱疹破溃形成溃疡,疼痛,流涎;手、足皮肤出现斑疹、水疱,周围有红晕。可有扁桃体肿大,咽喉肿痛,咳嗽、口干、发热、微恶寒、头痛等,舌红,苔薄微黄,脉数。

治法:疏风、清热、解毒。

方药:桑菊饮加减(《温病条辨》)。主要药物:桑叶、菊花、杏仁、连翘、薄荷、桔梗、杏仁、生甘草、苇根等。

中成药:可选用莲花清瘟胶囊。

2. 脾胃湿热证 口腔黏膜出现散在疱疹,疱破溃形成溃疡,手足出现水疱,疼痛,伴有恶心,纳差,口干不思饮,神疲乏力,舌淡红或红,苔腻,脉数。

治法:清热解毒,化湿透邪。

方药:甘露消毒丹加减(《医效秘传》)。主要药物:滑石、黄芩、茵陈、石菖蒲、川贝母、木通、藿香、连翘、白蔻仁、薄荷、射干等。

中成药:可选用甘露消毒丸。

3. 心火旺盛证　口舌生疮,手足出现粟粒大小疱疹和丘疹,疼痛拒食,伴有烦躁,口渴面赤,小便短赤,舌尖红,苔黄,脉数。

治法:清心泻火。

方药:导赤散加减(《小儿药证直诀》)。主要药物:生地黄、木通、生甘草梢等。

中成药:可选用导赤丸。

【其他疗法】

1. 含漱法　选用金银花、板蓝根、黄芩、连翘、黄连、淡竹叶等各10g,煎水漱口,每日3~4次,用于口腔疱疹、溃疡。

2. 中药涂擦

(1)六神丸碾成细末,与蜂蜜按1:1调匀,涂于溃疡面,每日3次。

(2)金黄散用麻油调后外涂皮肤破溃感染处。

3. 毫针疗法　常选取大椎、曲池、合谷、尺泽、足三里、三阴交等穴,每次选用3~5穴,针用泻法,不留针。

【预防及调摄】

1. 对患儿及时实行隔离,避免交叉感染。

2. 注意口腔卫生,做好玩具、食具、日用品及便器消毒。

3. 搞好饮食卫生,做到饭前便后洗手。

4. 注意休息,忌辛辣、过烫食物,宜清淡营养的流质食物或软食。

(四)球菌性口炎

【概述】

球菌性口炎是一种急性感染性疾病,由多种球菌混合感染引起,口腔黏膜表面以形成假膜损害为特征,本病属于中医"口糜"范畴。

【病因病机】

1. 外邪侵袭,热邪炽盛,火热之邪攻冲口腔,则口舌糜烂。

2. 饮食不节,过食辛辣厚味之品,或情志之火内积而引动心脾蕴热,循经上扰则口舌生疮、糜烂。

3. 平素肝肾不足,或病久耗伤阴血,引起阴虚火旺,虚火上攻于口则口腔糜烂,病程持久。

【诊断要点】

1. 病史　常发生于体质弱、抵抗力低下、已发生口腔黏膜溃疡的患者。

2. 临床表现

（1）口腔黏膜充血、水肿,局部形成糜烂或溃疡且表面覆盖着灰白色假膜,假膜特点是较厚而微突出黏膜表面,致密而光滑,假膜拭去可见溢血的糜烂面。

（2）局部淋巴结肿大压痛,可有体温升高。血象检查白细胞数增高。

3. 辅助检查　口腔涂片或细菌培养,可发现大量混合性球菌生长。

【鉴别诊断】

本病应与白喉、口腔念珠菌病相鉴别。

【治疗原则】

控制感染,对症支持治疗。中医认为本病实证宜清,虚证宜补。属实者,宜清热泻火、清心泻脾;属虚者,宜滋阴降火。

【证候分型与辨证施治】

1. 火热炽盛证　口舌生疮、糜烂,口臭,伴有胸膈烦热,面赤唇焦、烦躁口渴,咽痛吐衄,舌红苔黄,脉数。

治法:清热泻火。

方药:凉膈散加减(《太平惠民和剂局方》)。主要药物:川大黄、朴硝、甘草、栀子、薄荷、黄芩、连翘。

中成药:可选用牛黄解毒片、黄连上清丸等。

2. 心脾积热证　口舌多处糜烂,灼热疼痛剧烈,上盖黄白假膜,伴有口渴面赤,心中烦热,小便短赤,大便秘结,烦渴引饮,舌质红或舌尖红,苔薄腻稍黄。

治法:清心泻脾、消肿止痛。

方药:导赤散合泻黄散(《小儿药证直诀》)加减。主要药物:藿香、栀子、石膏、甘草、防风、生地黄、木通、生甘草梢等。

中成药:可选用导赤丸、口炎颗粒。

3. 虚火上炎证　口腔黏膜糜烂,伴有五心烦热,咽干口燥,头晕,大便干结,小便短少,病程缠绵不愈,舌红少苔,脉沉细数。

治法:滋阴降火。

方药:知柏地黄汤加减(《医方考》)。主要药物:知母、黄柏、熟地黄,山茱萸,山药,泽泻,茯苓,丹皮等。

中成药：可选用知柏地黄丸、口炎清颗粒。

【其他疗法】

1. 含漱法

（1）将蒲公英、忍冬藤、白茅根、竹叶等各 10g 煎汤含漱，每日 3~4 次。

（2）野菊花 30g 煎汤含漱，每日 3~4 次。

2. 散剂　将锡类散、冰硼散、青黛散等药粉涂擦在口腔糜烂部位，每日 3 次。

3. 穴位贴敷疗法　吴茱萸 30g 研末，以醋调成药饼敷足心涌泉穴，每日 1 换。

【预防及调摄】

1. 保持口腔清洁。

2. 调节情志，强身健体，达到"正气存内，邪不可干"。

3. 忌生冷、辛辣刺激以及肥甘厚味之品，给予半流质或软食。

（五）坏死性龈口炎

【概述】

坏死性龈口炎是以梭状杆菌和螺旋体感染而导致的急性、坏死性、溃疡性口腔损害，临床常表现为龈乳头及龈缘坏死，并伴有腐败性口臭。本病中医多以"风热牙疳"记载。

【病因病机】

1. 过食炙煿肥甘厚腻之品导致胃经热盛，复感外邪，上攻牙龈则溃烂。

2. 脾胃虚弱，脾失健运，湿热内蕴熏蒸于上而发本病。

【诊断要点】

1. 病史

（1）多见于 18~30 岁的年轻人。

（2）急性病程。

（3）可伴有发热、头痛、流涎、淋巴结肿痛。

（4）口腔卫生不良、全身状况较差。

2. 临床表现

（1）牙龈边缘及龈乳头出现坏死性溃疡，牙龈边缘呈"虫蚀状"，表面覆盖灰白色假膜。重者龈乳头消失变平如"刀削状"。

（2）患者口腔有特殊腐败性臭味。

（3）如合并腐败菌的感染，可造成组织广泛坏死，发生面颊的穿通性缺损，称为走马牙疳，危及生命。

3. 辅助检查　坏死区涂片镜检可见大量梭状杆菌和螺旋体。

【鉴别诊断】

本病应与疱疹性龈口炎、球菌性口炎相鉴别。

【治疗原则】

控制感染、消除炎症,对症支持治疗。中医治宜清热、解毒、清胃、利湿。

【证候分型与辨证施治】

1. 胃经热盛证　牙龈红肿,龈缘腐烂形成腐肉,出血,口恶臭,伴有精神疲乏,尿赤便结,舌质红,舌苔黄腻,脉滑数。

治法:清胃泻热。

方药:清胃汤加减(《脾胃论》)。主要药物:生地黄、当归、牡丹皮、黄连、升麻等。

中成药:可选用清胃颗粒。

2. 湿热蕴结证　牙龈缘溃烂后萎缩,牙龈出血,口臭,伴有纳呆脘闷,大便溏,倦怠乏力,舌质淡苔薄或腻,脉细缓。

治法:清热利湿。

方药:甘露消毒丹加减(《医效秘传》)。主要药物:滑石、黄芩、茵陈、石菖蒲、川贝母、木通、藿香、连翘、白蔻仁、薄荷、射干等。

中成药:可选用甘露消毒丸。

【其他疗法】

1. 含漱法　五倍子15g,煎水含漱,每日3次。

2. 散剂

(1)可选用乳香、没药、血竭、孩儿茶、黄柏各15g,煅月石、胡黄连各10g,冰片5g,将以上药物打成细粉撒至溃疡面,每日3~4次。

(2)腐烂时可用锡类散涂患处,每日3~4次。

(3)牙龈腐脱新生时可用珠黄散吹撒患处,每日3~4次。

【预防及调摄】

1. 注意口腔卫生,保持口腔清洁。

2. 避免过食辛辣刺激、膏粱厚味之品。

3. 治疗期间给予富有营养的半流质饮食或软食。

4. 适当锻炼,提高机体抵抗力。

（张招娣）

（六）口腔念珠菌病

【概述】

口腔念珠菌病是由念珠菌属感染所引起的口腔黏膜疾病。口腔念珠菌为条件致病菌,由于抗生素和免疫抑制剂在临床上的广泛应用,发生菌群失调或免疫力降低,口腔黏膜念珠菌病的发生率也相应增高。口腔黏膜损害在临床上常引起白色假膜和红斑充血病损。

【病因病机】

1. 心脾积热　《诸病源候论·卷五十》曰:"小儿初生口里白屑起,乃至舌上生疮……此由在胎时受谷气盛,心脾热气熏发于口故也"。《圣济总录》曰:"此由胎中禀受谷气偏多,既生之后,心脾气热,上熏于口,致成斯疾。"都提到本病与胎产有关。

2. 脾虚湿盛　先天禀赋不足,热病过用寒凉,伤及脾阳,运化失司,水湿泛溢而发本病。

【诊断要点】

1. 病史　好发于婴儿、患有消耗性疾病的老年人、广谱抗生素和免疫抑制剂的长期使用者、干燥综合征患者及口腔卫生不良、慢性创伤、伴发其他口腔黏膜病、佩戴义齿、免疫功能低下、糖尿病和贫血患者等。

2. 临床表现　口腔黏膜表面出现凝乳状白色假膜;舌背充血干燥,舌乳头萎缩;双侧口角区湿白糜烂。

3. 辅助检查　PAS 染色镜检发现芽胞、菌丝,培养证实念珠菌感染。

【鉴别诊断】

本病应与球菌性口炎、坏死性龈口炎相鉴别。

【治疗原则】

抗真菌,去除易感因素如免疫力低下等。中医认为本病本虚标实,急性期治标,宜清热泻火,慢性期治本,宜健脾益胃,顾护正气为主,但标本不必截然分开。

【证候分型与辨证施治】

1. 心脾积热证　口中白屑,成斑片状,状如凝乳,周边红肿,可伴有哭闹、拒食,或有发热,溺赤、便秘;甚则满口遍布白斑,如雪片重叠,咽喉肿起,呼吸不利,吞咽不畅,舌红苔黄厚,脉数或滑数。指纹紫滞。

治法:清热泻火,解毒消肿。

方药:清热泻脾散加减(《医宗金鉴》)。主要药物:黄连、黄芩、生地黄、栀子、石膏、茯苓等。

中成药:可选用三黄片。

2. 脾虚湿盛证　口中白屑质地松厚,颜色淡黄,周边无明显红肿,可伴有流涎、食少、面色白、体倦、大便稀,舌淡胖,苔黄而腻,脉滑数。

治法:健脾渗湿。

方药:连理汤(《秘传证治要诀类方》)合参苓白术散(《太平惠民和剂局方》)加减。主要药物:黄连、白术、党参、茯苓、炙甘草、干姜、白扁豆、莲子、砂仁、山药、薏苡仁、桔梗等。

中成药:可选用参苓白术颗粒(片)。

【其他疗法】

1. 含漱法　淡盐水漱口后,可用2%~4%碳酸氢钠溶液漱口,或用干净纱布蘸其溶液洗擦患处白屑。

2. 散剂

(1)可用生蒲黄粉、冰硼散等涂撒于患处。

(2)以冰硼散和蜂蜜调匀,擦于口舌患处。

3. 穴位贴敷疗法　临床常用吴茱萸15g,用醋调匀成糊状,敷于足心,或吴附膏贴于足心。

4. 毫针疗法　主穴为地仓、颊车、上廉泉、承浆,配穴为曲池、合谷、劳宫、太溪、内庭。点刺泻法,每日1次。

5. 耳穴疗法　主穴为口、心、胃、内分泌,配穴为肝、脾、肾等。

【预防及调摄】

1. 注意口腔卫生,义齿清洁。

2. 注意哺乳期卫生,婴幼儿喂养食具应经常清洗、消毒。

3. 多进食易消化而营养丰富的饮食。

(蒋红钢)

二、溃疡类疾病

(一)复发性阿弗他溃疡

【概述】

复发性阿弗他溃疡是指口腔反复发生的灼痛性溃疡疾病,本病具有自发性、复发性及自限性等特点,是临床常见病。本病中医古籍多以"口疮"描述记载。

【病因病机】

1. 由于禀赋不同,外感六淫之气,尤以风、火、燥为主,蕴结体内,久而化热,上蒸于口而发。

2. 因过食肥甘厚味之品,脾失运化,肠胃积热而生,循经上绕于口而发病。

3. 内在情志变化,紧张、劳累、失眠等均可引起脏腑功能失调,气血运行不畅,瘀阻于口内而发生病变。

【诊断要点】

1. 病史

(1)反复发作的口腔溃疡病史,溃疡有自限性(自愈性),有相当一部分患者可追溯到阳性家族史,口腔溃疡的发作周期可长短不一。

(2)口腔溃疡的数目可由少增多,部位可由前往后。轻者可数月发作一次,重则间歇期逐渐缩短,发病期逐渐延长,甚至溃疡此起彼伏,长期不愈。有些患者具有数年、十余年或数十年的复发史。

2. 临床表现

(1)一般表现为圆形或椭圆形的口腔溃疡,具有"红、黄、凹、痛"的临床特点。

(2)10天左右愈合。

(3)临床也出现深大溃疡(重型)、溃疡小而数目多(疱疹型)的病例。

【鉴别诊断】

本病的重型复发性阿弗他溃疡应与结核性溃疡、癌性溃疡相鉴别。

【治疗原则】

本病为本虚标实,治疗时应标本兼治,实者宜清热泻火,解毒消疮为主;虚者宜补虚固本,调和气血,生肌消疮为主。

【证候分型与辨证施治】

1. 心脾积热证　溃疡形状多不规则,大小不等,相互融合,可发生于唇、颊、龈、腭等部位,灼热疼痛以青壮年多见,伴有面红目赤、口干、口臭、大便干结,小便短黄,舌质偏红,舌苔黄或厚腻,脉实有力。

治法:清热、泻火、解毒。

方药:竹叶石膏汤加减(《伤寒论》)。主要药物:竹叶、石膏、人参、麦冬、半夏、甘草、粳米等。

中成药:可选用清胃黄连片、黄连上清丸等。

2. 肺卫蕴热证　溃疡红肿,数量多,起病急,可伴有口热、口干咽燥,口渴,面部油腻,舌尖红,舌苔薄黄,脉略数。

治法:清热解毒。

方药:普济消毒饮加减(《东垣试效方》)。主要药物:黄芩、黄连、陈皮、甘草、玄参、柴胡、桔梗、连翘、板蓝根、马勃、牛蒡子、薄荷、僵蚕、升麻等。

中成药:可选用三黄片、牛黄解毒片等。

3. 阴虚火旺证　口腔溃疡反复发作,大小不等,多在0.5cm以内,数1~3个,有轻度灼痛,常伴有口燥咽干,颧红,头晕耳鸣,心悸,心烦,健忘,失眠,手足心热,腰膝酸软,尿黄便干,舌尖或舌质偏红,苔薄黄,脉沉细数或细弦数。

治法:滋阴清热。

方药:三才封髓丹加减(《卫生宝鉴》)。主要药物:人参、天冬、熟地黄、黄柏、砂仁、甘草等。

中成药:可选用知柏地黄丸、六味地黄丸等。

4. 脾胃虚弱证　口疮反复发作,溃疡面积小,单个或数个,溃疡色呈淡红,基底呈淡黄色,溃疡较浅在,红肿轻,痛不重,病程长,愈合慢。伴纳少便溏,神倦乏力,腹胀,面色萎黄,舌淡苔白,脉濡弱等。

治法:补中益气,升阳举陷。

方药:补中益气丸加减(《内外伤辨惑论》)。主要药物:炙黄芪、炙甘草、人参、当归、橘皮、升麻、柴胡、白术等。

中成药:可选用补中益气丸。

5. 阳虚浮火证　口疮色淡而不红、大而深,多在3mm以上,表面灰白,不痛或饮食时痛,难以愈合,面色㿠白,形寒肢冷,口不渴,或伴下利清谷,少腹冷痛,舌淡,边有齿痕,舌苔白滑,脉沉缓或虚数。

治法:温阳祛寒,补气健脾。

方药:附子理中丸加减(《太平惠民和剂局方》)。主要药物:附子、人参、干姜、白术、甘草等。

中成药:附子理中丸、理中丸等。

【其他疗法】

1. 穴位贴敷疗法

(1)吴茱萸粉末12g,用醋或酒调成糊剂,睡前敷于两足涌泉穴处,次晨取下。亦可换以附子粉末10g。

（2）细辛粉末 6g，调成糊剂，敷于脐部。

2. 毫针疗法 主穴为合谷、足三里，配穴取手三里、风池、人迎、曲池、太冲、劳宫、委中等。上唇口疮取人中、地仓；下唇口疮取承浆、颊车、地仓；舌部口疮取廉泉；颊、龈口疮取颊车、地仓。

3. 艾灸疗法 穴位为后溪、胆俞、小肠俞等。

4. 水针疗法 药物选用维生素 B_1、B_6、B_{12}、当归注射液等，穴位选足三里、曲池、颊车、局部近穴。每次 1~2 穴，每次 0.2~0.5ml。隔日或 3 日 1 次。

5. 三棱针疗法 舌部溃疡可点刺金津、玉液，适用于溃疡红肿较重者。

6. 耳穴疗法 穴位选口、舌、神门、皮质下、内分泌、脾、胃、心等。每次可选 3~5 穴，双耳交替取穴。

【预防及调摄】

1. 保持情绪舒畅，适当休息，避免疲劳，保证睡眠。

2. 加强运动，增强体质，提高免疫力。

3. 忌食肥甘厚味，醇酒炙烤，保持大便通畅。

4. 对妇女月经周期复发的口腔溃疡可进行内分泌的检查和调治。

（二）白塞病

【概述】

白塞病又称白塞综合征、眼、口、生殖器三联综合征，相当中医的"狐惑"。是一种全身性免疫系统疾病，可侵害人体多个器官，包括口腔、皮肤、关节肌肉、眼睛、血管、心脏、肺和神经系统等。

【病因病机】

本病多由于忧思郁怒，过度劳累，睡眠不足，导致肺、脾、肾三阴亏损，虚热内生，复因禀赋不足，正气虚弱，风温、湿热之邪外侵，上蕴、下注、入络，阻于黏膜、肌肤、关节，以致经络受阻、气血凝滞而成。

【诊断要点】

1. 病史 反复发作的口腔溃疡及外阴部溃疡史，可能伴发有其他系统症状。

2. 临床表现

（1）口腔损害：类似复发性阿弗他溃疡。

（2）生殖器溃疡：受累部位如外阴部、阴道、肛周、阴茎、阴囊等。

（3）眼病变：如葡萄膜炎、视网膜血管炎、眼部虹膜炎等。

（4）皮肤病损：如结节性红斑、皮下血栓性静脉炎、假性毛囊炎等。

（5）针刺试验阳性。

本病表现复杂,无特异性血清学和病理学特点,其诊断主要依据临床表现。有反复发作的口腔溃疡病史并具有其他 4 项中的 2 项以上者,可诊断为白塞病。

【鉴别诊断】

由于白塞病的症状与其他很多疾病都相似,因此需要鉴别,皮肤损害应与多形红斑区分,神经系统损害应该与感染性脑脊髓膜炎、多发性硬化等疾病区分。

【治疗原则】

控制症状,防治重要脏器损害,减缓疾病进展。中医认为本病属于本虚标实,实证宜清热解毒,虚证宜补益肝肾,滋阴益气。

【证候分型与辨证施治】

1. 热毒炽盛证 口舌、前后二阴多发溃疡,疡面红肿疼痛,皮肤结节性红斑或痤疮,伴高热,关节肿痛,面红目赤,烦渴喜饮,尿赤,便秘。舌红,苔黄燥,脉滑数。

治法:清热解毒,凉血养阴。

方药:清营汤加减(《温病条辨》)。主要药物:生地黄、丹皮、赤芍、水牛角、石膏、知母、青蒿、金银花、玄参、黄芩、连翘、生甘草等。

中成药:可选用牛黄解毒丸、黄连上清丸等。

2. 肝脾湿热证 口舌、外阴溃疡,溃疡面红肿、覆有脓性假膜,目赤疼痛,畏光羞明,下肢结节红斑,伴有口苦黏腻,少腹胀满,男子睾丸隐痛坠胀,女子外阴痒痛、带下黄臭,小便赤黄,大便不爽或溏薄。舌红,苔黄腻,脉弦数或滑数。

治法:清热利湿,疏肝健脾。

方药:龙胆泻肝汤(《医方集解》)合并甘草泻心汤(《金匮要略·百合狐惑阴阳毒病》)加减。主要药物:龙胆草、柴胡、黄芩、黄连、炒山栀、生地黄、干姜、车前子、制半夏、当归、泽泻、生甘草等。

中成药:可选用龙胆泻肝丸、四妙丸等。

3. 阴虚内热证 口舌、二阴溃疡,疡面暗红,双目干涩不适,午后低热,五心烦热,失眠多梦,腰膝酸软,口干,小便赤黄,大便秘结。舌质红,少苔,脉细数。

治法:滋阴降火、清热解毒。

方药:知柏地黄丸(《医方考》)合四妙勇安汤(《验方新编》)加减。主要药物:知母、黄柏、生地黄、山茱萸、龟板、山药、茯苓、泽泻、玄参、金银花、当归、丹皮等。

中成药:可选用知柏地黄丸、生脉胶囊等。

4. 气虚瘀毒证　口舌、外阴、皮肤溃疡反复发作,疮面久不收口,伴头晕眼花,倦怠无力,心烦,失眠,自汗,纳差,便溏。舌淡边有齿痕,苔薄白,脉细缓或沉细。

治法:益气扶正,拔毒生肌。

方药:托里消毒饮加减(《校注妇人良方》)。主要药物:生黄芪、人参、当归、川芎、赤芍、金银花、白术、茯苓、白芷、连翘、陈皮、甘草等。

中成药:可选用黄芪颗粒、补中益气丸等。

【其他治疗】

1. 口腔溃疡

(1)含漱法:金银花、野菊花、生甘草各15g,煎汤含漱。

(2)散剂:可用冰硼散、锡类散、珠黄散、外用溃疡散等外敷溃疡面。

2. 外阴溃疡

(1)散剂:可用冰硼散、锡类散、珠黄散、青黛散等外敷患处。

(2)熏洗疗法:黄柏、苦参、儿茶各20g,煎汤熏洗外阴。

3. 眼炎　可用木贼草,薄荷,野菊花等适量,煎汤蒸熏眼部。

4. 皮肤损害

(1)结节红斑:金黄膏外敷。

(2)痤疮样皮疹、丘疹样毛囊炎:玉容膏(芙蓉叶、玉竹、白芷、大贝母等适量)水煎外洗、敷搽皮疹。

(3)皮肤溃疡:可选用九一丹、二八丹、七三丹、生肌散、红油膏、白玉膏等外用。

5. 毫针疗法　主穴为心俞、肝俞、脾俞、膏肓、曲池、合谷,配穴为印堂、百会、四白、夹脊穴等。

【预防与调摄】

1. 生活规律,勿劳累,尽量避免感染与皮肤外伤。

2. 饮食清淡,多食新鲜蔬菜与水果,忌食烟酒、肥甘味厚及辛辣刺激之品。

3. 调情志,保持心情愉悦。

4. 口腔、外阴溃疡者　要保持口腔清洁,食毕漱口;勤洗内衣及二阴,避免不洁或频繁性生活;坚持中药含漱或熏洗,以促进溃疡愈合。

5. 皮肤损害者　要保持皮肤清洁,勿挤压皮疹,皮肤局部感染溃破者,应规范治疗。

6. 合并眼病患者　要注意多休息,减少用眼,避免强光刺激,户外活动可戴有色眼镜,及时到眼科就诊。

三、口腔扁平苔藓

【概述】

口腔扁平苔藓是一种常见的口腔黏膜慢性炎症疾病,病因不明。中医典籍无口腔扁平苔藓的病名,但是根据本病的临床症状,可将其归属为中医学"口糜""口痔""口疮""口破"等病证范畴。

【病因病机】

1. 饮食不节,嗜食辛辣肥甘之品,损伤脾胃运化,或情志不遂,气机郁滞,脾运失司,湿浊内生,日久积滞生热,湿热熏灼于口而引起本病。

2. 情志不畅,忧思伤脾伤肝,肝气郁结,日久气郁化火,火性炎上,上灼于口而引起本病。

3. 脾失健运,或因禀赋素虚,或久病耗伤,或劳倦过度伤脾,运化无权,气血生化无源而致气血两亏,口腔黏膜失于濡养而发为病。

4. 久病伤气伤血,五志过极或邪热久留化火,耗伤肾阴,阴虚火旺,虚火上炎,灼伤口腔而发本病。

【诊断要点】

1. 病史

(1)男女均可发病,以女性患者居多。

(2)好发于中老年。

(3)口腔对烫、辣食物刺激痛明显。

2. 临床表现

(1)主要发病部位为颊黏膜,其次舌、唇、龈、腭也有发生。

(2)口腔黏膜表现为各种形式的白色条纹、白色丘疹、萎缩性斑块、水疱和糜烂。

(3)慢性病程,久治不愈的特点。

3. 辅助检查　组织病理检查有助于确诊本病。

【鉴别诊断】

本病应与口腔白斑病、口腔白色角化病、盘状红斑狼疮、苔藓样反应、口腔黏膜下纤维性变、天疱疮及类天疱疮等疾病鉴别。

【治疗原则】

中医认为本病属于虚实夹杂,针对局部病损和全身症状,采取标本兼治,外治法与内治法相结合,采用中药外涂或针灸治疗,实宜清热解毒泻火、疏肝解郁;虚宜养血润燥。

【证候分型与辨证施治】

1. 脾胃湿热证 口腔黏膜有白色网状或斑片状角化斑纹,甚则充血糜烂,有疼痛感,口干舌燥,进食后易饥,胃脘部嘈杂、便结尿黄,舌质红,苔黄腻,脉滑数。

治法:祛湿清热解毒。

方药:除湿胃苓汤加减(《医宗金鉴》)。主要药物:苍术、厚朴、陈皮、猪苓、茯苓、泽泻、防风、栀子、木通、肉桂等。

中成药:可选用清胃丸和香砂平胃丸等。

2. 肝经实火证 口腔黏膜白色角化斑纹伴充血或糜烂,有灼热感或疼痛,口苦,口干,烦躁易怒、眩晕耳鸣,夜寐不安。舌红,苔薄黄或微黄,脉弦数。

治法:清肝泻火。

方药:龙胆泻肝汤加减(《医方集解》)。主要药物:龙胆草、黄芩、栀子、柴胡、当归、车前子、生地黄、泽泻、木通、滑石、甘草等。

中成药:可选用龙胆泻肝丸。

3. 心火上炎证 口腔黏膜白色角化斑纹、伴充血和糜烂,有疼痛感。口干、心烦少眠,大便秘结,小便黄赤,舌尖红或鲜红,苔薄黄,脉数或弦数。

治法:清心泻火解毒。

方药:解毒泻心汤加减(《外科正宗》)。主要药物:荆芥、防风、牛蒡子、黄连、黄芩、栀子、知母、生石膏、木通、玄参等。

中成药:可选用导赤丸。

4. 肝气郁结证 口腔黏膜白色斑纹,有灼热、麻木感,或有味觉异常。全身伴情志不舒、胸胁胀满,多梦,舌质偏红,苔薄黄,脉弦或弦细。

治法:疏肝理气解郁。

方药:逍遥散加减(《太平惠民和剂局方》)。主要药物:柴胡、当归、白芍药、茯苓、白术、丹皮、薄荷、郁金、生姜、香附等。

中成药:可选用加味逍遥丸、柴胡疏肝丸等。

5. 气滞血瘀证　口腔黏膜可见白色网纹或斑纹,有粗糙麻木感,或伴有色素沉着,可伴有充血或糜烂,或有刺痛感。面色黯淡,腹胀纳呆,月经失调,量少或有瘀块,舌质暗红或微紫,苔黄或薄黄,舌边有瘀点或瘀斑,舌下静脉扩大或曲张,血瘀重则脉涩,偏气滞者,脉弦。

治法:活血化瘀,疏肝理气。

方药:血府逐瘀汤加减(《医林改错》)。主要药物:龙胆草、黄芩、丹皮、郁金、丹参、生地黄、决明子、当归、赤茯苓、白鲜皮、柴胡、香附等。

中成药:可选用血府逐瘀丸、逐瘀通脉胶囊。

6. 血虚风热证　口腔黏膜呈白色网状或斑块状角化病变,局部略感粗糙,口干,头晕,五心烦热,潮热盗汗,失眠多梦,舌质淡,苔薄黄或薄白,脉细或细数。

治法:养血润燥。

方药:养血润肤饮加减(《外科证治》)。主要药物:当归、生地黄、白芍、熟地黄、麦冬、天冬、黄芪、升麻、黄芩、桃仁、红花、天花粉等。

中成药:可选用消风止痒颗粒。

【其他疗法】

1. 含漱法　细辛、冰片、五倍子、冰糖等适量,水煎过滤含漱,每日3次。

2. 散剂　可将雄黄、硫黄、细辛、樟脑等量,研极细末,外敷病损部。

3. 毫针疗法　主穴为双侧侠溪、中渚,局部取穴选颊车、地仓、上关、下关。

4. 耳穴疗法　取口、面、脾、肝、神门、交感、皮质下等,或加取压痛点,双耳交替选穴。

5. 穴位贴敷疗法　将五味子、吴茱萸等量研粉加醋调成药饼敷涌泉穴,夜敷昼停。

【预防及调摄】

1. 保持情绪舒畅,适当休息,避免疲劳,保证睡眠。

2. 适当运动,增强体质,提高机体免疫力。

3. 忌食肥甘厚味,烟、醇酒炙烤,保持大便通畅。

4. 避免进食较硬的食物如干果类(瓜子、核桃、花生等)。

(黄小瑾)

四、唇部疾病

（一）血管神经性水肿

【概述】

血管神经性水肿为一种急性的黏膜、皮肤局部反应型水肿。中医学称"游风"，亦称"游肿"。其表面色红者为"赤游风"，色白者为"白游风"，统称"赤白游风"。

【病因病机】

1. 肺脾气虚　脾主运化水湿，肺主气，脾肺之气亏虚，肌表不固，水湿与外邪易乘虚而入，致局部皮肤水肿。水湿滞于气分者，则皮肤色白，滞于血分者，则色红。

2. 肺燥阴虚　因过食海鲜、蛋、羊肉及辛辣炙烤之品，伤及脾胃之阴，母病及子，肺阴亦损，发为本病。

3. 遗传因素　极少数患者系先天遗传。

【诊断要点】

1. 病史　肿胀发生迅速，一般在再次接触变应原后的数十分钟就形成。一般在数小时或 1~2 日后肿胀逐渐消退。可反复发作。常染色体显性遗传的家属性血管神经性水肿，多突发喉头水肿，可导致窒息而威胁生命。

2. 临床表现　好发于颜面部疏松结缔组织，例如：唇、舌、眼睑、咽喉，但也可发于生殖器与手足等部位，以上唇为多见。肿胀组织光亮潮红或色泽正常，触诊微硬而有弹性，但无压痛，无明显界限。

【鉴别诊断】

本病应与颌面部蜂窝织炎相鉴别。

【治疗原则】

终止接触致敏因素，对症处理。中医学多从本虚标实论治，急则治其标，宜疏散风邪，缓则治其本，宜健脾补肺。

【证候分型与辨证施治】

1. 肺脾气虚证　口唇突发性局部肿胀，可伴有眼睑、手背、耳垂等部位的皮肤肿胀，无明显边界，皮肤稍白，消退较缓慢。全身可伴有微恶风寒，体倦乏力，食欲不佳，面色淡白，舌质淡，苔白，脉濡弱。

治法：补脾益肺。

方药：四君子汤加减（《太平惠民和剂局方》）。主要药物：党参、白术、茯苓、甘草等。

中成药：可选用四君子丸。

2. 肺燥阴虚证 发于口唇为主，伴有肌肤，面部、眼睑的肿胀。起如云片，部位游走变化，水肿焮热，色淡红，发病迅速，消退亦快，全身症状可伴有口干多饮，略有身热，干咳无痰，舌质红，苔薄黄，脉数。

治法：清肺润燥，消散风热。

方药：四物消风饮加减（《外科证治全书》）。主要药物：生地黄、赤芍药、当归、川芎、荆芥、防风、蝉蜕、薄荷、白鲜皮、黄芩、甘草等。

中成药：可选用消风止痒颗粒。

【其他疗法】

1. 散剂

（1）黄柏、芒硝、大黄各 20g，马勃 2g，共研细末，香油调敷。

（2）如冰散冷开水调外敷（《杨氏家藏方》）。

（3）如意金黄散水调外敷（《外科正宗》）。

2. 毫针疗法 主穴为阳陵泉、解溪、行间、内庭，配穴为合谷、神门、手三里、迎香、地仓、承浆等。

3. 耳穴疗法 主穴为咽喉、气管、支气管，配穴为肾上腺、肺、脾等。

【预防及调摄】

1. 注意筛查和终止接触过敏原。

2. 忌鱼腥、鸡、虾、蟹及辛辣炙烤等动风燥血之物。

3. 调畅情志。

（二）唇炎

【概述】

唇炎是唇部炎症疾病的总称，临床以唇部组织红肿、糜烂、皲裂、脱屑、干燥为主要特征，可伴有发痒、疼痛。时轻时重，日久不愈。本病相当于中医学的"唇风""唇润""唇燥裂"。

【病因病机】

1. 脾经血虚，生风化燥，上发于唇。

2. 外感风寒、风热、风邪化燥入里化热，上蒸于唇而发。

3. 禀赋不耐，嗜食辛辣厚腻，胃腑积热上蒸而发。

4. 强烈的日晒，风吹。

5. 舔唇、咬唇等不良习惯。

【诊断要点】

1. 病史 成人、幼儿均可发生。以寒冷或干燥季节好发。病程长,可达数月至数年,有反复发作史。

2. 临床表现 唇色暗红,炎症明显时唇红肿胀、糜烂、血痂;慢性期干燥皲裂,有广泛灰白色秕糠状鳞屑。

【鉴别诊断】

本病应与慢性盘状红斑狼疮相鉴别。

【治疗原则】

消除局部炎症,防止感染。中医认为本病多本虚标实,标实宜疏风渗湿,本虚宜补益脾胃为主,兼以养血润燥。

【证候分型与辨证施治】

1. 脾胃湿热证 口唇糜烂、流脓血、皲裂、结痂,可伴有口臭、口干不欲饮,大便干结或稀溏,小便黄。舌质红,苔黄厚腻,脉滑数。

治法:淡渗利湿。

方药:五苓散加减(《伤寒杂病论》)。主要药物:茯苓、白术、泽泻、猪苓、桂枝等。

中成药:可选用五苓散。

2. 风火上乘证 口唇抽动,唇色深红,发痒明显,可伴口干、口苦、便秘,舌红少苔,脉洪数。

治法:清热祛风。

方药:四物消风饮加减(《外科证治全书》)。主要药物:生地黄、赤芍药、当归、川芎、荆芥、防风、蝉蜕、薄荷、白鲜皮、黄芩、甘草等。

中成药:可选用消风止痒颗粒。

3. 血虚化燥证 口唇皲裂、出血、干燥、脱屑、瘙痒,伴有面白无华,纳少,口渴,便秘,头晕,舌质淡,脉细无力。

治法:养血润燥。

方药:人参养荣汤加减(《三因极一病证方论》)。主要药物:黄芪、当归、桂枝、炙甘草、陈皮、白术、人参、白芍药、熟地黄、五味子、茯苓、远志等。

中成药:可选用人参养荣丸。

【其他疗法】

1. 中药涂擦

(1)唇皲裂、红肿、出血者,可予紫归油、紫草油外擦患处(《外科证治全书》)。

（2）慢性唇炎皲裂,红肿,出血者,用铜粉丸 1 枚,汤泡纸盖,候烊顿热,用上面清水勤洗之(《外科正宗》)。

2. 散剂　红肿流脓血者,用冰硼散吹撒患处,每日 2~4 次。

3. 湿敷疗法　白鲜皮 15g、蛇床子 10g、木槿皮 10g、地肤子 30g、苦参 30g等熬水,用纱布浸药液外敷,每天 1~2 次,每次 15~20 分钟。

4. 毫针疗法　主穴为地仓透颊车,配穴为合谷、劳宫、通里等。

5. 耳穴疗法　口、唇、神门、肾上腺、轮 1~6,每次选 3~4 穴,两耳交替选穴。

【预防及调摄】

1. 保持口腔卫生。

2. 避免烈日暴晒。

3. 风大季节口唇常以油脂涂之。

4. 脾胃湿热重者,少食肥甘炙烤、醇酒厚味,多食新鲜蔬菜水果。

5. 改正不良习惯,勿舔唇、咬唇,或揭唇部皮屑等。

（三）口角炎

【概述】

口角炎是发生于上下唇两侧联合处口角区的炎症总称,可由多种因素引起,如:感染、创伤、营养不良、接触过敏原等。中医学称本病为"燕口疮","口吻疮","燕吻","口角疮"等。

【病因病机】

1. 饮食不节　过食肥甘之品,脾胃生热,熏发于口唇,致口角糜烂。

2. 脾胃、大肠虚弱　脾开窍于口,足阳明为胃,手阳明为大肠的经脉并挟于口,若脾胃大肠虚弱,受风邪湿热外袭;循经上扰,风湿热邪发于口而生疮。

【诊断要点】

1. 病史　儿童或成人均可发生。

2. 临床表现　单侧或双侧口角区出现病损,如糜烂、充血、水肿、渗出、脓痂、皲裂等症状。

【鉴别诊断】

本病可能与唇炎、口周皮炎同时发生。

【治疗原则】

一般给予维生素治疗。中医认为本病多本虚标实,标实宜疏风渗湿,本虚宜补脾、养心、润燥等。

【证候分型与辨证施治】

1. 脾胃湿热证 双侧口角糜烂、渗出、出血、皲裂,伴有口臭,口干不欲饮,大便干结,小便短赤,苔黄腻,脉数或滑数。

治法:清利湿热。

方药:清胃散加减(《脾胃论》)。主要药物:生地黄、牡丹皮、黄连,当归、升麻等。

中成药:可选用清胃黄连片。

2. 心脾两虚证 双侧口角发白、渗出,唇红,咽干,唇皲裂或结痂,伴有失眠,多梦,纳呆,神疲,面黄肌瘦,腹胀便溏,舌质红,少苔,脉细数或细软。

治法:健脾养心。

方药:四君子汤(《太平惠民和剂局方》)合导赤散(《小儿药证直诀》)加减。主要药物:党参、茯苓、白术、生地黄、木通、淡竹叶、甘草等。

中成药:可选用四君子丸,导赤丸等。

3. 脾经虚热证 双侧口角开裂、起屑,伴有口周皮肤与黏膜发红,五心烦热,面色发黄,神疲嗜睡,口干,纳呆,食不消化,大便溏泄,舌质红,少苔或剥苔,脉细数。

治法:健脾养阴。

方药:滋阴健脾汤加减(《万病回春》)。主要药物:当归、川芎、白芍、生地黄、人参、白术、白茯苓、陈皮、姜半夏、白茯神、麦门冬、远志、甘草等。

中成药:可选用参苓白术颗粒(片),健脾生血颗粒等。

【其他疗法】

1. 中药涂擦

(1)鲜马齿苋适量洗净,将其捣烂取汁涂患部。

(2)口角皲裂、出血时,可用海螵蛸 90g、青黛 30g、煅石膏 300g、冰片 3g 等,研末少许用香油调敷,渗出多时,将药末干渗。

(3)可用黄连膏涂患部。

2. 湿敷疗法 可用茵陈,苦参、黄柏各 20g,水煎局部湿敷。

3. 毫针疗法 主穴为地仓透颊车,配穴为合谷、曲池、足三里、太溪。

4. 耳穴疗法 常选口、唇、神门、肾上腺、轮 1~6,每次选 3~4 穴,两耳交替选穴。

【预防及调摄】

1. 摒弃舔唇不良习惯,寒冬季节宜防护口唇干燥,以免皲裂。

2. 平素多食新鲜蔬菜,水果。忌食膏粱厚味之物。

3. 保持口角清洁、干燥。

4. 增强体质。

五、舌部疾病

(一)地图舌

【概述】

地图舌是一种原因不明的,以丝状乳头剥脱为主要表现的浅表性非感染性舌部炎症。病损形态以舌背出现不规则红斑、中间低凹光滑(丝状乳头剥脱区)、边缘稍有隆起、形似地图而得名。本病类似中医学的"花剥舌"。

【病因病机】

1. 气阴两虚　脾气虚弱,生化不足,或饮食不节,或忧思伤脾,而致津液亏虚,舌失所养,发为本病。

2. 脾胃湿热　过食肥甘厚味或辛辣炙烤,湿热内生,蕴结中焦,气机不畅,津液不得上承,舌失津养而发本病。

【诊断要点】

1. 病史

(1)儿童多发,成人中一般女性多于男性。

(2)可伴有食物刺激痛或烧灼不适。一般症状较轻。

(3)病损可突然出现,短时间内改变位置和形态,也可持续数周不变。病损可自行好转。

2. 临床表现

(1)多发部位位于舌背、舌尖、舌缘。病损可单独存在或多个并存,可相互融合成形状不规则地图样改变。基本的病损为丝状乳头萎缩后形成的圆形或椭圆形红色剥脱区,钱币大小,边缘有1~2mm宽的丝状乳头增生形成的白色边缘。

(2)成年患者多合并沟纹舌。

【鉴别诊断】

本病应与口腔扁平苔藓、口腔念珠菌病相鉴别。

【治疗原则】

中医学认为本病本虚为主,宜用健脾,益气,养阴等方法治疗,偶有标实,可兼以清热化湿等,有助于改善症状。

【证候分型与辨证施治】

1. 气阴两虚证 舌面花剥,可伴有面色不华,神疲乏力,口干,舌红苔少,脉虚弱无力。

治法:益气养阴。

方药:沙参麦门冬汤加减(《温病条辨》)。主要药物:沙参、玉竹、麦门冬、甘草、桑叶、天花粉、生扁豆等。

中成药:可选用生脉饮。

2. 脾胃湿热 舌面花剥,舌质发红,可伴有神疲,纳差,口干不欲饮,大便干或不畅,小便黄,脉濡数。

治法:清利湿热。

方药:清胃散加减(《脾胃论》)。主要药物:生地黄、牡丹皮、黄连、当归、升麻等。

中成药:可选用清胃黄连片。

【其他疗法】

1. 含漱法 金银花 10g、淡竹叶 10g、甘草 6g 熬水含漱,也可直接用沸水浸泡后含漱,每日多次。

2. 散剂 养阴生肌散吹敷患处。

3. 毫针疗法 主穴为合谷、足三里、内关、神门、廉泉,配穴为中脘、下脘、太溪、三阴交等穴,平补平泻,留针 30 分钟。

4. 耳穴疗法 取口、舌、脾、胃等穴,两耳交替取穴。

【预防及调摄】

1. 调情志,慎起居,睡眠充足,勿过度疲劳。

2. 忌辛辣、烟酒。

3. 及时纠正和治疗慢性全身疾病如贫血、月经不调、消化不良、病菌感染等。

4. 注意口腔卫生。

（二）沟纹舌

【概述】

沟纹舌又称裂纹舌,以舌背上出现沟纹为临床特征。中医学称"舌裂""人裂舌""舌上龟纹"等。

【病因病机】

1. 阳明实热 热病之后、胃热津伤,舌失濡养,久成裂纹。

2. 胃阴不足　大病或久病,多服温燥之品,胃阴受损,舌失濡养,久成裂纹。

3. 心脾两虚　禀赋不足或忧思伤于心脾,心脾不足,气血两亏,舌失濡养,久致裂纹。

4. 肝肾阴虚　先天禀赋不足或久病累及肝肾,肝肾阴虚,虚火上炎,舌失濡养,久成裂纹。

【诊断要点】

1. 病史　一般无明显症状,但口腔卫生不良,造成感染发炎时,局部可有轻度水肿充血,有轻度的刺激痛。

2. 临床表现　舌背出现长短、深浅、数目不一的沟纹,沟纹呈叶脉状或脑回状。沟纹内上皮完整,乳头可存在,沟底或沟侧壁丝状乳头缺如,黏膜因萎缩变薄而常呈鲜红色。成人比儿童多见。

【鉴别诊断】

本病应与舌部开裂性创伤相鉴别。

【治疗原则】

本病一般无需特殊治疗。中医学认为本病本虚标实,标实为阳明胃火炽盛,宜清热泄火,本虚则可见心、肝、脾、肾之虚损,宜补益肝肾,补气养血。

【证候分型与辨证施治】

1. 阳明实热证　多见于热病之后,舌质红绛,有裂纹,可伴有舌苔黄燥,口渴多饮,大便干结,小便短赤,脉滑数有力。

治法:清泻实热,急下存阴。

方药:白虎承气汤加减(《重订通俗伤寒论》)。主要药物:石膏、知母、大黄、芒硝、甘草、陈仓米等。

中成药:可选用口炎清颗粒。

2. 胃阴不足证　口干不欲饮,舌红有裂沟,伴有不欲饮食,五心烦热,舌光无苔,脉沉细数。

治法:养阴清热。

方药:麦门冬汤加减(《伤寒杂病论》)。主要药物:人参、麦门冬、法半夏、粳米、甘草等。

中成药:可选用生脉饮。

3. 心脾两虚证　舌质淡白,质嫩有裂纹,伴有气短神疲,面色萎黄,心悸怔忡,胃纳欠佳,大便溏薄,脉沉濡。

治法:补气健脾养血。

方药:归脾丸加减(《正体类要》)。主要药物:黄芪、党参、白术、茯神、炙甘草、陈皮、木香、当归、炒白芍、龙眼肉、远志、酸枣仁、生姜、大枣等。

中成药:可选用归脾丸。

4. 肝肾阴虚证 舌红绛,舌面少津开裂,伴舌痛、进食及说话时加重,口干少饮、头晕目眩、腰膝酸软,五心烦热,脉沉细数。

治法:滋阴降火,补益肝肾。

方药:知柏地黄丸加减(《医方考》)。主要药物:知母、黄柏、熟地黄、山药、山茱萸、牡丹皮、茯苓、泽泻等。

中成药:可选用知柏地黄丸。

【其他疗法】

1. 含漱法

(1)银花 20g、玄参 15g、麦冬 10g、白芷 15g、细辛 2g、冰片 0.3g 等,熬水含漱,每日 3 次。

(2)白鲜皮、黄芩、金银花、赤芍各 10g,熬水含漱,每日 3 次。

2. 散剂 可用养阴生肌散吹敷患处。

3. 毫针疗法 主穴为合谷、足三里、内关、神门、廉泉,配穴为中脘、下脘、太溪、三阴交等穴,平补平泻,留针 30 分钟,每日 1 次。

4. 耳穴疗法 取口、舌、脾、胃等穴,两耳交替取穴。

【预防及调摄】

1. 向患者做好解释工作,消除思想顾虑。

2. 饮食清淡,尽可能减少不良刺激。

3. 注意口腔卫生,饭后清水含漱,去除食物残渣。

(三)萎缩性舌炎

【概述】

萎缩性舌炎是指由多种因素引起的舌背黏膜的萎缩性改变。多由全身性疾病或局部疾病引起。中医称为"镜面舌""光舌""光滑舌""光莹舌""光剥舌""光红柔嫩舌"。

【病因病机】

1. 平素嗜食辛辣、香燥之品耗伤津液,或情志不舒,气郁化火,火灼津液。

2. 用温燥药物太过灼伤阴液,阴液不足导致胃气胃阴不能上乘濡养舌体,汗下过多,久病失治,温病邪热久羁,热邪将体内津液耗竭,阴液不能恢复。

3. 失血、伤津耗气、使胃肾阴液虚竭,不能上营于舌,以致舌红而光。

【诊断要点】

1. 病史　舌面出现进食刺激痛,味觉改变。

2. 临床表现　舌背丝状乳头局限性或广泛性消失;当菌状乳头萎缩,则舌背光滑色红或苍白无苔,呈镜面状。

【鉴别诊断】

本病应与口腔扁平苔藓、地图舌相鉴别。

【治疗原则】

中医学认为本病本虚为主,宜养阴,补气,兼顾胃肾,有助于改善局部症状。

【证候分型与辨证施治】

1. 胃阴不足证　舌面少津,伴有食少纳呆,舌红少苔,饥不欲食,胃脘疼痛呃逆,口渴多饮,潮热或低热,脉细数。

治法:滋养胃阴。

方药:竹叶石膏汤加味(《伤寒论》)。主要药物:竹叶、生石膏、麦门冬、法半夏、党参、粳米、甘草等。

中成药:可选用养胃舒胶囊。

2. 肾阴不足证　舌面少津,伴有腰膝酸软、眩晕耳鸣、潮热盗汗,舌体瘦小,齿摇发脱,五心烦热。舌红,苔少,脉细数。

治法:滋补肝肾。

方药:六味地黄丸加减(《小儿药证直诀》)。主要药物:熟地黄、山茱萸、山药、泽泻、茯苓、丹皮等。

中成药:可选用六味地黄丸。

3. 气血两虚证　舌淡,面色白或萎黄,唇甲淡白,头目昏眩,心悸失眠,疲倦乏力,少气懒言,四肢麻木,胃纳欠佳,大便稀溏,小便清长,脉沉细无力。

治法:补气养血。

方药:归脾丸加减(《正体类要》)。主要药物:黄芪、党参、白术、茯神、炙甘草、陈皮、木香、当归、炒白芍、龙眼肉、远志、酸枣仁、生姜、大枣等。

中成药:可选用归脾丸。

4. 气阴两虚证　精神不振,倦怠无力,少气懒言,语声低微,不饥不食,咽喉干燥,五心烦热,皮肤干燥,舌红,光剥,脉细数。

治法:益气养阴。

方药:麦门冬汤加减(《伤寒杂病论》)。主要药物:人参、麦门冬、法半夏、粳米、甘草等。

中成药:可选用生脉饮。

【其他疗法】

1. 毫针疗法　主穴为合谷、足三里、内关、神门、廉泉,配穴为中脘、下脘、太溪、三阴交等穴,平补平泻,留针30分钟,每日1次。

2. 耳穴疗法　取口、舌、脾、胃等穴,两耳交替取穴。

【预防及调摄】

1. 忌辛辣食物、烟酒。

2. 调情志,节饮食,慎起居。

3. 积极治疗血液、消化系统等疾病。

4. 注意口腔卫生。

（蒋红钢）

六、灼口综合征

【概述】

灼口综合征是口腔出现烧灼样疼痛为主要表现的一组综合征。常不伴有明显的临床损害体征,无特征性的组织病理变化。本病相当于中医"舌痛"的范畴。

【病因病机】

1. 舌为心之苗,心火过亢出现舌红、灼热疼痛。

2. 气郁血行不畅,不通则痛,引起舌头或口腔刺痛。

3. 脾虚肝郁化火,循经上乘于口出现灼热疼痛。

4. 年老体衰,肝肾不足,阴液亏虚,以致虚火循经上炎,熏蒸于口而发病。

【诊断要点】

1. 病史

（1）口腔有烧灼样疼痛,伴有麻木感、刺痛感、味觉迟钝等感觉异常病史,多好发舌部。

（2）更年期或绝经前后期妇女发病率高。

（3）进辛辣食物会加重症状。

（4）患者常有进食紧张、抑郁、睡眠障碍等病史。

2. 临床表现　临床检查口腔黏膜无明显阳性体征。

【鉴别诊断】

本病应与口腔扁平苔藓、地图舌及残根残冠、不良修复体等引起的烧灼样疼痛相鉴别。

【治疗原则】

中医认为本病多本虚标实,标实宜清心降火、活血化瘀、疏肝解郁,本虚宜益气健脾,滋补肝肾,兼滋阴降火。

【证候分型与辨证施治】

1. 心火亢盛证　舌尖或舌前部灼热疼痛,可伴心烦失眠,口干面赤,便秘溲黄,舌红苔黄,脉数。

治法:清心降火,益心养阴。

方药:导赤散加减(《小儿药证直诀》)。主要药物:生地黄、生甘草梢、木通等。

中成药:可选用导赤丸。

2. 气滞血瘀证　舌或口腔黏膜刺痛、发麻,伴有胸胁胀闷,急躁易怒,口渴但欲漱水不欲咽,失眠多梦,舌质紫暗或见瘀斑,脉细涩。

治法:活血化瘀,行气止痛。

方药:血府逐瘀汤加减(《医林改错》)。主要药物:桃仁、红花、当归、生地黄、川芎、牛膝、桔梗、赤芍、柴胡、枳壳、甘草等。

中成药:可选用血府逐瘀汤。

3. 脾虚肝郁证　口腔烧灼样疼痛,可伴头晕、健忘失眠、忡心忡忡或急躁易怒,纳呆,便溏,舌质淡白边有齿痕,苔薄黄,脉弦细。

治法:益气健脾,疏肝解郁。

方药:归脾丸(《正体类要》)合丹栀逍遥散(《内科摘要》)加减。主要药物:白术、当归、茯苓、炙黄芪、远志、龙眼肉、酸枣仁、党参、木香、甘草、牡丹皮、栀子、芍药、柴胡等。

中成药:可选用归脾丸和丹栀逍遥丸等。

4. 肝肾阴虚证　舌痛以舌根部为甚,口内灼热如烫伤感,伴有头晕目眩,口燥咽干,失眠多梦,五心烦热,腰膝酸软,舌红少苔,脉细数。

治法:补益肝肾,滋阴降火。

方药:知柏地黄汤加减(《医方考》)。主要药物:知母、黄柏、熟地黄、山茱萸、山药、牡丹皮、茯苓、泽泻等。

中成药:可选用知柏地黄丸。

【其他疗法】

1. 含漱法 可用五倍子、麦冬、乌梅、葛根各 10g 煎汤含漱。

2. 毫针疗法 主穴为颊车、下关、合谷、曲池、三阴交。心火亢盛配大陵、外关,气滞血瘀配膈俞、血海;脾虚肝郁配脾俞、太冲;肝肾阴虚配肝俞、肾俞等。

3. 水针疗法 穴位可选地仓、曲池、合谷、三阴交、肝俞、心俞、肾俞等,药物选用维生素 B_1 或 B_{12} 等,每次选 2~4 穴,每穴 1ml。

4. 三棱针疗法 常规消毒,以三棱针在舌底金津、玉液处点刺出血,1~2 周治疗 1 次,此法适用于瘀血患者。

5. 耳穴疗法 选神门、皮质下、内分泌、交感、舌、心,每次选 3~4 穴,两耳交替取穴。

【预防及调摄】

1. 调情志,慎起居,适当休息,避免疲劳,保证充足睡眠。

2. 忌食肥甘厚味、辛辣刺激、醇酒炙烤之品。

(张招娣 林 梅)

第三节 颌面部炎症疾病

一、急性智齿冠周炎

【概述】

智齿冠周炎是指智牙(第三磨牙)萌出不全或阻生时,牙冠周围软组织发生的炎症。多种因素作用引起智齿冠周炎急性发作,称为急性智齿冠周炎。属于中医"牙咬痈"范畴。

【病因病机】

风热外袭,或阳明湿热蕴蒸,或肝胆火盛循经上逆,热毒蕴结于真牙处,血败肉腐而致病。

【诊断要点】

1. 病史

(1)易发生于青壮年,以下颌智齿冠周炎多见。

（2）患侧后牙肿痛,进食、吞咽、开口活动时加重。随病情发展,局部疼痛加重,可呈跳痛或放射痛;炎症严重可引起不同程度的开口受限。

（3）可伴有全身症状,如畏寒、发热、头痛、全身不适、食欲减退、大便秘结等。

2. 临床表现

（1）患牙周围软组织及牙龈红肿,龈瓣边缘糜烂,龈袋处可有溢脓。可有患侧下颌下淋巴结肿胀压痛。

（2）不同程度的开口受限甚至"牙关紧闭"。

（3）病情重者引起邻近组织及筋膜间隙的感染。

3. 辅助检查　白细胞总数稍有增高,中性粒细胞比例上升。

【鉴别诊断】

本病应与后牙急性根尖周炎、下颌升支的囊肿或肿瘤伴感染相鉴别。

【治疗原则】

急性期抗菌、消炎、镇痛,脓肿形成及时切开引流,急性炎症消除后酌情给予切龈处理或拔除智齿。中医认为本病以实证为主,以疏风清热,解毒消肿为主要治疗原则。

【证候分析与辨证施治】

1. 风热外袭证　病初起,患处疼痛,患处龈肉微红肿,牙关微紧,口微干渴,舌质偏红,苔薄,脉浮数。

治法:疏散风热。

方药:薄荷连翘方加减(《中医喉科学》)。主要药物:银花、连翘、生地黄、牛蒡子、知母、鲜竹叶、薄荷等。

中成药:可选用银翘片、银翘解毒丸等。

2. 胃肠蕴热证　患处疼痛剧烈,连及咽喉,牙关紧闭,吞咽困难,患处龈肉红肿、溢脓,口臭,小便黄短,大便干结,舌质红苔黄厚,脉滑数。

治法:泻火解毒。

方药:凉膈散加减(《太平惠民和剂局方》)。主要药物:连翘、栀子、黄芩、薄荷、大黄、芒硝、甘草、淡竹叶等。

中成药:可选用黄连上清丸、牛黄解毒片等。

3. 肝胆火盛证　患处疼痛剧烈,连及咽喉,牙关紧闭、吞咽困难,同侧腮颊肿痛,患处龈肉红肿、溢脓,伴烦躁易怒,头目眩晕,口苦咽干,舌红苔黄,脉弦滑数。

治法:清肝利胆,泻火解毒。

方药:龙胆泻肝汤加减(《医方集解》)。主要药物:龙胆草、黄芩、山栀子、泽泻、木通、车前子、当归、生地黄、柴胡、甘草等。

中成药:可选用龙胆泻肝丸。

【其他疗法】

1. 含漱法　用金银花、甘草适量煎水含漱;或漱口方含漱口腔。

2. 散剂　口内牙龈红肿溃烂,可吹撒冰硼散、玉匙散,每日 4~6 次。若口外肿及腮颊,可用金黄散外敷,以清热消肿,亦可用六神丸碾磨成粉置牙龈红肿溃烂处。

3. 毫针疗法　主穴为合谷、颊车、下关、翳风、列缺、地仓。若咽痛及下颌下淋巴结肿大者配少商、商阳;发热者配曲池、足三里;伴有头痛、耳痛者配耳门、太阳。一般每次选 2~3 个穴位,应避开肿处,宜用泻法。

【预防及调摄】

1. 发现智齿萌出位置不正或萌出困难时,及早就医,避免发生本病。

2. 及时治疗,早期可用含漱水含漱,保持口腔清洁。

3. 养成良好生活习惯,注意口腔卫生,劳逸结合,不过食肥甘厚味之品。

二、颌面部淋巴结炎

【概述】

由葡萄球菌、链球菌等化脓性细菌感染引起的称为化脓性淋巴结炎,中医有"痰毒"之称。由结核杆菌感染引起的则称为结核性淋巴结炎,中医有"瘰疬"之称。

(一)化脓性淋巴结炎

【病因病机】

1. 外感风温、风热,或火毒上攻,挟痰蕴结于少阳、阳明之络而致病。

2. 因乳蛾、口腔溃疡、龋齿或头面疮疖,或头面皮肤破损后,毒邪乘隙侵入而诱发本病。

【诊断要点】

1. 病史

(1)儿童、成人均可发生。

(2)本病与口腔及牙源性感染关系密切,也可来源于颌面部皮肤损伤、疖、痈等。

（3）有急性和慢性之分。

2. 临床表现

（1）急性化脓性淋巴结炎浆液性炎症阶段，全身反应不明显，可有低热。感染发展为脓肿时，全身反应重，表现为高热、寒战、头痛、乏力、食欲减退等，可并发脓毒血症、败血症甚至出现中毒性休克。

（2）慢性化脓性淋巴结炎表现为淋巴结活动、有压痛，无明显全身症状，但可反复急性发作。

3. 辅助检查 急性化脓性淋巴结炎化脓时白细胞总数可达（20~30）× 10^9/L。

【鉴别诊断】

本病应与化脓性下颌下腺炎相鉴别。

【治疗原则】

急性期应用全身抗菌药物，已化脓者及时切开引流，同时处理原发病灶。中医认为本病初期以标实为主，宜疏风清热，化痰散结；成脓者宜清热解毒透脓；脓溃后，虚实夹杂，宜和营解毒，散结消肿。并结合中医外治疗法。

【证候分型与辨证施治】

1. 风热痰毒证 肿块发生在颌颈部，全身恶寒发热，头痛，口干咽痛，苔薄白或薄黄，脉浮数。

治法：疏风清热、化痰散结。

方药：牛蒡解肌汤加减（《疡科心得集》）。主要药物：牛蒡子、薄荷、荆芥、连翘、栀子、牡丹皮、石斛、玄参、夏枯草等。

中成药：可选用连翘败毒丸、银翘解毒丸等。

2. 热毒酿脓证 局部皮肤红肿发亮，焮热疼痛，肿块变软，有应指感，全身发热，口干，舌红苔黄，脉滑数。

治法：清热解毒，托毒溃脓。

方药：五味消毒饮（《医宗金鉴》）合透脓散（《外科正宗》）加减。主要药物：金银花、野菊花、蒲公英、紫花地丁、天葵子、生黄芪、当归、穿山甲、皂角刺、川芎等。

中成药：可选用牛黄醒消丸。

3. 余毒凝滞证 全身症状消退，局部红肿热痛亦轻，唯肿块僵硬不消。

治法：和营解毒，消肿散结。

方药：四物汤（《仙授理伤续断秘方》）合五味消毒饮（《医宗金鉴》）加减。

主要药物：川芎、生地黄、当归、赤芍、金银花、野菊花、蒲公英、紫花地丁、天葵子等。

中成药：可选用西黄丸。

【其他疗法】

1. 初期外用金黄散、玉露散或六合丹涂于患处。

2. 脓溃后用红油膏纱条或八二丹药线引流。

3. 脓尽用生肌散、红油膏收口敛疮。

【预防及调摄】

1. 注意口腔卫生，及时治疗口腔牙体、牙周疾病。

2. 注意皮肤卫生。

3. 饮食宜有营养，质软易嚼，忌食鱼腥、辛辣刺激之品。

（二）结核性淋巴结炎

【病因病机】

1. 情志不畅，肝气郁结，气滞伤脾，以致脾失健运，痰湿内生，结于颈项而成。

2. 痰湿日久化热或肝郁化火，下烁肾阴，热胜肉腐成脓，或脓水淋漓，耗伤气血，渐成虚损。

3. 病久气虚、阴液亏损，以致阴亏火旺，肺津不能输布，灼津为痰，痰火凝结，结聚成核。

【诊断要点】

1. 病史

（1）常见于儿童和青年，可伴有肺、肾、肠、骨等结核病变或病史。

（2）轻者无全身症状。重者可伴贫血、乏力、盗汗、营养不良和体质虚弱。

2. 临床表现

（1）单个或多个成串淋巴结缓慢肿大、质硬，无压痛，也不与周围组织粘连；随病情发展，炎症可波及周围组织，淋巴结彼此或与皮肤粘连，扪之有搏动感。

（2）皮肤表面无红、热及明显压痛。脓肿破溃后经久不愈形成瘘或窦。

3. 辅助检查　可采用结核杆菌纯蛋白的衍生物（PPD）临床试验，必要时行病理活检明确诊断。

【鉴别诊断】

本病应与唾液腺多形性腺瘤、恶性淋巴瘤、颈部转移性癌相鉴别。

【治疗原则】

结核性淋巴结炎需行规范的全身抗结核治疗。中医认为本病初期多以标实为主,宜理气化痰托毒;后期久病邪恋正虚者,当扶正祛邪,宜益气养阴清热。并结合中医外治疗法。

【证候分型与辨证施治】

1. 肝郁痰阻证(初期)　瘰疬初起如豆,一个或数个不等,不热不痛,皮色不变,推之能动,苔白,脉弦。

治法:疏肝养血,理气化痰。

方药:逍遥散合二陈汤(《太平惠民和剂局方》)加减。主要药物:柴胡、当归、赤芍、茯苓、白术、陈皮、半夏、甘草等。

中成药:可选用内消瘰疬丸、小金丸等。

2. 痰热蕴毒证(中期)　瘰疬累累如串珠,皮核相连,或融合成块,推之不动,或液化成脓,按之复指,苔薄黄,脉弦数。

治法:解郁化痰,托毒透脓。

方药:托里消毒散加减(《校注妇人良方》)。主要药物:生黄芪、当归、川芎、白术、陈皮、茯苓、金银花、连翘、白芷、甘草等。

中成药:可选用牛黄醒消丸。

3. 气阴两虚证(后期)　结核破溃,脓水清稀,久则成瘘,经久不愈,低热盗汗,咳嗽,舌红少苔,脉细数。

治法:滋阴降火,益气养血。

方药:六味地黄汤(《小儿药证直诀》)合香贝养荣汤(《医宗金鉴》)加减。主要药物:山茱萸、牡丹皮、山药、茯苓、人参、白术、陈皮、熟地黄、川芎、当归、贝母、香附、白芍、桔梗、甘草等。

中成药:可选用六味地黄丸。

【其他疗法】

1. 外治疗法

(1)初期可外敷冲和膏。

(2)中期脓肿未熟时,可外敷冲和膏。

(3)后期已化脓时,可切开排脓。

2. 挑刺疗法　在肩胛下方、脊柱两旁找寻结核点(略高于皮肤,色红,指压不褪色的即为结核点)或在肩井、肺俞穴附近进行挑治。

【预防及调摄】

1. 注射结核疫苗,预防结核杆菌的感染。

2. 饮食应增加营养,忌食辛辣刺激性食物。

3. 保持精神愉快,加强锻炼,增强体质。

三、颜面部疖痈

【概述】

疖是单一毛囊及其附件的急性化脓性炎症,病变局限于皮肤浅层组织。痈则是相邻多个毛囊及其附件的急性化脓性炎症,病变波及皮肤深层毛囊间组织时,可扩散至皮下脂肪层。二者的主要病原菌是金黄色葡萄球菌。本病属于中医"疔、疖、痈"范畴。根据发病部位,颜面疖痈可分为"眉心疔""眉棱疔""迎香疔""唇疔""承浆疔"等。

【病因病机】

1. 恣食肥甘辛辣之品,脏腑蕴热,发越于外,火毒结聚于肌肤而发为本病。

2. 因昆虫咬伤,或抓破染毒,毒邪蕴蒸肌肤,以致经络阻隔、气血凝滞而成本病。

【诊断要点】

1. 病史

(1)有局部皮肤不洁或皮肤损伤史。

(2)全身抵抗力下降,如全身衰竭、糖尿病、慢性消耗性疾病的患者也易发生疖或痈。

2. 临床表现

(1)疖表现为皮肤局部红、肿、热、痛的小硬结,往往在硬结顶部出现黄白色脓头。脓头破溃排出少许脓液后疼痛减轻,或顶端形成一个脓栓,脱落后炎症逐渐消退。引流区淋巴结可伴轻度肿痛,一般无明显全身症状。

(2)痈好发于唇部,上唇比下唇多发,男性比女性多发。可形成迅速增大的紫红色炎性浸润块,其后肿胀皮肤可出现多个黄白色脓头,伴剧烈疼痛。脓头破溃后,坏死组织溶解排出,形成蜂窝状腔洞。局部淋巴结肿胀压痛,全身症状明显。唇痈患者可因唇部肿胀、疼痛和张口受限导致进食、言语困难。

(3)上下唇、鼻部的疖或痈,尤其是唇痈处理不当时,易伴发海绵窦血栓性静脉炎、菌血症、脓毒症,甚至中毒性休克和水电解质紊乱。

【鉴别诊断】

本病应与蜂窝织炎相鉴别。

【治疗原则】

抗菌治疗,局部保持清洁,避免挤压。中医认为本病以标实为主,治以清热解毒为主要原则,并结合外治疗法。

【证候分型与辨证施治】

1. 热毒蕴结证　患处疮形如粟,或痒或麻,红肿热痛,顶高根深坚硬,伴发热恶寒,头痛,舌质红苔黄,脉数。

治法:清热解毒。

方药:五味消毒饮加减(《医宗金鉴》)。主要药物:紫花地丁、野菊花、天葵子、忍冬藤、蒲公英等。

中成药:可选用连翘败毒丸、连花清瘟胶囊等。

2. 火毒炽盛证　疔肿增大,四周浸润明显,疼痛加剧,脓头出现,但脓栓不脱,伴发热口渴,便秘尿赤,舌质红苔黄腻,脉洪数。

治法:泻火解毒,佐以透脓。

方药:黄连解毒汤加减(《外台秘要》)。主要药物:赤芍、牡丹皮、黄连、黄芩、生地黄、生甘草等。

中成药:可选用牛黄解毒丸(片)。

【其他疗法】

1. 初期宜清热消肿,可用千捶膏盖贴或三黄洗剂外搽,或用金黄散凉开水调和外敷。

2. 脓成则切开排脓,用九一丹或八二丹药线引流,外盖金黄膏或红油膏。

3. 脓尽宜生肌收口,用生肌散、太乙膏盖贴。

【预防及调摄】

1. 有全身症状的,宜卧床休息,加强护理,严密观察病情。

2. 宜素食,忌荤腥、辛辣、油腻、烟酒之品。

3. 颜面部疔痈易扩散,口唇四周"危险三角区",忌挤压,防碰伤。

四、颜面丹毒

【概述】

丹毒是一种以皮肤突然发红,如涂丹样表现的急性感染性疾病。其主要致病菌为 A 组 β 溶血性链球菌,致病菌可通过皮损入侵,引起真皮浅层淋巴管感染。其中发生于头面部者,中医称为"抱头火丹"。

【病因病机】

由于患者素体血分有热或皮肤黏膜破伤,外受火毒,热毒蕴结,郁阻肌肤而发。

【诊断要点】

1. 病史　患者皮肤有损伤,比如擦伤、搔抓、溃疡史等。

2. 临床表现

(1)潜伏期一般 2~5 天。起病急,前驱症状有发热、寒战、恶心等。

(2)发病部位以下肢、面部居多。

(3)局部表现为形态不规则的玫瑰色肿胀红疹,略隆起,与正常组织分界清楚,并迅速向周围扩散,压之褪色,有压痛。发生于面部者常常整个面部红肿变形,甚至睁不开眼皮。

(4)可复发,复发时症状往往较轻。

3. 实验室检查　在伤口及破损处取拭子进行革兰染色和细菌培养。

【鉴别诊断】

本病应与药物性皮炎、接触性皮炎、红斑狼疮相鉴别。

【治疗原则】

选用抗生素治疗。中医认为本病以标实为主,宜疏风清热解毒,若病情严重者,热毒炽盛,宜凉血解毒。并结合中医外治疗法。

【证候分型与辨证施治】

1. 风热毒蕴证　发于头面部,恶寒发热,皮肤焮红灼热,肿胀疼痛,甚则发生水肿,眼睑肿胀难睁,舌质红苔薄黄,脉浮数。

治法:散风清热解毒。

方药:普济消毒饮加减(《东垣试效方》)。主要药物:黄芩、黄连、陈皮、甘草、玄参、柴胡、桔梗、连翘、板蓝根、马勃、牛蒡子、薄荷、僵蚕、升麻等。

中成药:可选用连翘败毒丸。

2. 热毒炽盛证　肿胀性红斑、灼热、颜色鲜红,甚则伴有瘀点、紫癜或水疱,壮热烦躁,神昏谵语,恶心呕吐,舌质红苔黄干,脉洪数。

治法:清热解毒,凉血化斑。

方药:黄连解毒汤(《外台秘要》)合犀角地黄汤(《备急千金药方》)加减。主要药物:黄连、黄芩、黄柏、栀子、犀角(水牛角代替)、生地黄、芍药、牡丹皮等。

中成药：可选用清热解毒口服液，清开灵颗粒等；伴有神昏谵语可用安宫牛黄丸。

【其他疗法】

1. 散剂 金黄散用凉开水、丝瓜叶汁、金银花露或绿茶水调敷。
2. 湿敷疗法 用新鲜野菊花叶、鲜地丁全草、鲜蒲公英适量捣烂外敷。

【预防及调摄】

1. 如有皮肤黏膜破损，应及时消毒处理，避免感染毒邪。
2. 患者应卧床休息，注意营养，补充液体，床边隔离。

五、颌骨骨髓炎

【概述】

颌骨骨髓炎是由细菌感染、物理和化学因素导致颌骨骨组织成分发生的炎性病变。临床上牙源性感染引起的化脓性颌骨骨髓炎最常见，其他感染途径包括损伤性、血源性、医源性。中医有"牙槽风""骨槽风""穿腮毒"之称。本节只介绍化脓性颌骨骨髓炎。

【病因病机】

1. 风火者多因平素饮食不节，热毒蕴于内或七情郁而化火，复感风热之邪，气血壅滞，化热化火，腐蚀肌骨，发为此病。
2. 风寒者多由素体虚弱，风寒邪气侵袭筋骨，寒邪凝滞气血而成本病。

【诊断要点】

1. 病史

（1）急性期：可表现为局部剧烈跳痛，放射性疼痛；牙齿疼痛，有明显的伸长感和叩痛；发生于下颌者可出现牙齿麻木。全身症状明显，发热、寒战、乏力。

（2）慢性期：全身症状较轻，发热不明显，可出现慢性消耗体征。

2. 临床表现

（1）急性期：口腔黏膜及面颊部软组织肿胀充血，可继发蜂窝织炎。

（2）慢性期：口腔内或面颊部可出现多数瘘孔溢脓，局部肿胀，肿胀区牙齿松动。

3. 辅助检查

（1）血象白细胞计数明显增高，中性粒细胞比例上升。

（2）影像学检查,待发病2周后开始显现骨质病变。

【鉴别诊断】

本病须与中央性颌骨癌、骨肉瘤相鉴别。

【治疗原则】

急性期抗菌、消炎、支持治疗,配合必要的外科手术,慢性期死骨形成,应手术去除死骨和病灶。中医认为本病风火者以标实为主,宜疏风清热,解毒消肿;风寒者正虚邪实,宜扶正祛邪,托毒排脓。并结合中医外治疗法。

【证候分型与辨证施治】

1. 风热型 病势急剧,初见腮颊部漫肿疼痛,皮色或红或不变,牙关拘紧,不能咀嚼;4~5日后,疼痛加剧,伴有跳痛,不能寐卧;6~7日后,磨牙处出脓,疼痛减轻,但面部肿胀更显;2周左右,口腔磨牙处或腮颊破溃,脓出臭秽,久不收口,内生死骨,甚则牙齿、牙槽骨俱落。初起全身伴恶寒发热,头痛不适,牙唇干燥,胃纳不振,便秘溲赤,舌质红,苔黄腻,脉滑数或洪数。破溃后则全身体征渐消退。

治法:清热解毒,散风清火。

方药:清阳散火汤加减(《外科正宗》)。主要药物:升麻、白芷、黄芩、牛蒡子、连翘、石膏、防风、当归、荆芥、白蒺藜、甘草、僵蚕等。

中成药:可选用连翘败毒丸、牛黄醒消丸等。

2. 风寒型 病势缓慢,先在耳前及腮颊筋骨之间隐隐作痛,或起小核,继则漫肿坚硬,色白不热,牙关紧拘,咀嚼困难,经久不溃,溃后腮颊里外坚肿不退,脓水淋漓,不收口,内生死骨,甚则牙齿、牙槽骨俱落。初起全身身热不扬,或形寒微热,舌淡红,苔薄白或薄黄,脉细或迟紧。

治法:散风驱寒,扶正托毒。

方药:荆防败毒散加减(《摄生众妙方》)。主要药物:荆芥、防风、茯苓、独活、柴胡、前胡、川芎、枳壳、羌活、桔梗、薄荷、甘草等。

中成药:可选用阳和解凝膏。

【其他疗法】

1. 外治疗法

（1）未溃,风火型用金黄散加茶水或生理盐水调敷患处,风寒型可用冲和膏外敷。

（2）溃后,腮颊疮口均可用九一丹药线引流,外敷冲和膏。

（3）若死骨摇动或游离者,应取出。

（4）脓尽收口可用红油膏。

2. 毫针疗法 若见牙关拘紧，不能咀嚼，可配合针刺合谷，用泻法，留针10~15分钟。

3. 艾灸疗法 风寒型可在颊车穴用隔姜灸治疗。

【预防及调摄】

1. 患龋齿、牙宣、牙痛、牙咬痈等疾患，宜早期治疗，去除隐患。

2. 饮食宜清淡，宜软食或半流质。

六、流行性腮腺炎

【概述】

流行性腮腺炎是儿童和青少年常见的急性呼吸道传染病。它是由腮腺炎病毒引起，以腮腺肿痛为主要特征的急性全身感染，传染源为早期患者及隐性感染者，中医称为"痄腮""蛤蟆瘟"等。

【病因病机】

1. 常证是因风温邪毒侵犯少阳经脉，毒热循经上攻腮颊，与气血相搏，凝滞耳下腮部而发病。

2. 变证多因热毒炽盛，邪陷厥阴，扰动肝风，蒙蔽心包，出现高热不退、抽风、昏迷等症；或邪毒内传，引睾窜腹，可见睾丸肿痛或少腹疼痛等症。

【诊断要点】

1. 病史

（1）潜伏期 8~30 天，平均为 18 天。

（2）多数患者无前驱症状，少数有发热、头痛、无力等。数小时至 1~2 天后体温升高达 38~40℃，伴头痛、咽痛、恶心、呕吐、全身疼痛等。

2. 临床表现

（1）通常一侧腮腺先肿胀疼痛，但也有双侧腮腺同时肿胀者。腮腺导管口早期常有红肿，但无溢脓。舌下腺和下颌下腺也可单独或同时受累。

（2）病毒累及中枢神经系统或其他腺体、器官，则产生相应并发症，如脑膜炎、睾丸炎、卵巢炎、胰腺炎、肾炎及心肌炎等。

3. 辅助检查 白细胞总数正常或稍增加，淋巴细胞相对增加，伴并发症时白细胞总数增多。多数患者早期血清和尿淀粉酶升高。中和抗体试验、补体结合试验、病毒分离是确诊证据。

【鉴别诊断】

本病应与症状性腮腺肿大、急性化脓性腮腺炎相鉴别。

【治疗原则】

患者应及早隔离,抗病毒治疗,对症支持,防治并发症。中医认为本病以标实为主,初起温毒在表者,宜清热疏表;热毒内盛者,宜清热解毒,佐以软坚散结。若邪陷心肝或毒窜睾腹,宜熄风开窍、清肝泻火。并结合中医外治疗法。

【证候分型与辨证施治】

（一）常证

1. 邪犯少阳证　轻微发热恶寒,一侧或两侧耳下腮部漫肿疼痛,咀嚼不便,或伴头痛咽痛,纳少,舌红,苔薄白或淡黄,脉浮数。

治法:疏风清热,散结消肿。

方药:银翘散加减(《温病条辨》)。主要药物:牛蒡子、荆芥、桔梗、甘草、连翘、金银花、板蓝根、夏枯草、赤芍、僵蚕等。

中成药:可选用银翘解毒丸。

2. 热毒壅盛证　高热不退,腮部肿胀疼痛,坚硬拒按,张口、咀嚼困难,烦躁不安,口渴引饮,尿少黄赤,或伴头痛、咽部红肿,纳差,舌红苔黄,脉滑数。

治法:清热解毒,软坚散结。

方药:普济消毒饮加减(《东垣试效方》)。主要药物:黄芩、黄连、连翘、板蓝根、升麻、柴胡、牛蒡子、马勃、玄参、桔梗、薄荷、甘草、陈皮、僵蚕等。

中成药:可选用连翘败毒丸。

（二）变证

1. 邪陷心肝证　高热不退,神昏嗜睡,项强,反复抽风,腮部肿胀疼痛,坚硬拒按,头痛,呕吐,舌红苔黄,脉洪数。

治法:清热解毒,熄风开窍。

方药:凉营清气汤加减(《喉痧症治概要》)。主要药物:栀子、黄连、连翘、甘草、石斛、犀角(水牛角代)、生地黄、生石膏、丹皮、赤芍、竹叶、玄参、芦根、白茅根等。

中成药:可选用安宫牛黄丸、清开灵颗粒等。

2. 毒窜睾腹证　病至后期,腮部肿胀渐消,一侧或两侧睾丸肿胀疼痛,或伴少腹疼痛,痛甚者拒按,舌红苔黄,脉数。

治法：清肝泻火，活血止痛。

方药：龙胆泻肝汤加减（《医方集解》）。主要药物：龙胆草、栀子、黄芩、黄连、柴胡、川楝子、延胡索、荔枝核、桃仁等。

中成药：可选用龙胆泻肝丸。

【其他疗法】

1. 散剂　腮部肿痛甚，可选用青黛散、紫金锭，或如意金黄散，以醋或水调匀后外敷患处。

2. 湿敷疗法　鲜蒲公英、鲜马齿苋、鲜仙人掌（去刺）等适量，捣烂外敷患处，每日 2 次。

3. 毫针疗法　主穴为翳风、颊车、合谷等。若发热者，加曲池、大椎；若睾丸胀痛者，加血海、三阴交。每日 1 次。

4. 灯火灸疗法　常选角孙穴，剪去头发，取灯芯草蘸植物油，点燃后迅速按于角孙穴上，快速烧灼皮肤，当听到一声响声即可。每日 1 次。

【预防及调摄】

1. 发现痄腮患者应及时隔离治疗。

2. 发热期间应卧床休息，居室空气流通，避风寒。

3. 饮食以流质、半流质为主，忌肥腻、辛辣、坚硬及酸性的食品。

4. 注意口腔卫生，做好口腔护理。

七、化脓性腮腺炎

【概述】

化脓性腮腺炎分为急性和慢性，急性化脓性腮腺炎致病菌主要是金黄色球菌，少数是链球菌，在免疫力低下患者也可见革兰氏阴性肠道菌和厌氧菌感染所致。慢性化脓性腮腺炎（亦称为慢性复发性腮腺炎）病因较复杂，可能是多因素的结果。本病属于中医学"发颐"范畴。

（一）急性化脓性腮腺炎

【病因病机】

1. 外感治疗不彻底，以致余邪热毒壅结，经络阻塞，局部气血凝滞，热胜肉腐化脓而成。

2. 患者脾胃亏损，阴津不足，毒邪上蕴阻络所致。

【诊断要点】

1. 病史　主要是慢性腮腺炎急性发作或邻近组织急性炎症扩散引起。

2. 临床表现

（1）常为单侧受累。炎症早期症状不明显，腮腺区轻微肿痛及压痛，导管口轻度红肿、疼痛。

（2）进入化脓、腺组织坏死期时疼痛加重，呈持续性或跳痛，以耳垂为中心肿胀明显，局部皮肤发红、肿胀、触痛明显。导管口红肿明显，按摩腺体可见脓液溢出。全身中毒症状重，高热、脉速。

3. 辅助检查　化脓期白细胞总数增加，中性粒细胞比例升高，核左移，可出现中毒颗粒。

【鉴别诊断】

本病应与咬肌间隙感染、流行性腮腺炎相鉴别。

【治疗原则】

急性期抗炎治疗，对症支持，化脓期及时切开排脓。中医认为本病以标实为主，宜清热解毒，消痈排脓，病势严重而出现毒邪内陷、窍闭神昏之证，治宜清营解毒、醒神开窍。并结合中医外治疗法。

【证候分析与辨证施治】

1. 热毒蕴结证　颐颌间结块疼痛，张口不利，继则肿痛渐增，腮腺导管口常现红肿，压迫局部有黏稠的分泌物溢出，身热，苔薄腻，脉浮数。

治法：清热解毒消痈。

方药：普济消毒饮加减（《东垣试效方》）。主要药物：牛蒡子、黄芩、黄连、甘草、桔梗、板蓝根、马勃、连翘、玄参、升麻、柴胡、陈皮、僵蚕、薄荷等。

中成药：可选用板蓝根颗粒、连翘败毒丸等。

2. 热毒内陷证　颐颌间肿块多平塌散漫，肿势可延及脸面和颈项，焮红灼热，疼痛剧烈，汤水难咽，壮热口渴，痰涌气粗，烦躁不安，甚至神昏谵语，舌质红绛，苔少而干，脉细数。

治法：清营解毒。

方药：清营汤（《温病条辨》）合黄连解毒汤（《外台秘要》）加减。主要药物：犀角（水牛角代）、生地黄、玄参、竹叶心、麦冬、丹参、黄连、银花、连翘等。

中成药：可选用清热解毒口服液，清开灵颗粒等；伴有神昏谵语可用安宫牛黄丸。

【其他疗法】

1. 外治疗法

（1）初起用金黄膏或玉露膏外敷。

（2）脓成及早切开排脓，八二丹药线引流，外盖太乙膏。

（3）口腔黏膜出脓者，先用淡盐水漱口，次用青吹口散，每日4~5次。

2. 毫针疗法　主穴为颊车、大迎、下关、翳风、风池、合谷、曲池。适用于腮腺肿胀阶段。

3. 灯火灸疗法　常选角孙穴，剪去头发，用粗灯芯草1根，蘸香油点燃后，迅速按于角孙穴，当听到一声响声即可，每日1次。

【预防及调摄】

1. 注意饭前饭后漱口，保持口腔清洁卫生。

2. 注意休息，宜流质或半流质饮食，忌食辛辣刺激食物。

3. 增强抵抗力，防止感染，减少发作。

（二）慢性化脓性腮腺炎

【病因病机】

1. 饮食不节，脾胃积热，蕴结于颐颌之间，聚毒而发。

2. 急性发颐治疗不当，余毒未尽而发。

3. 久病及肾，肾阴亏耗，虚火壅于肾而作。

4. 因某些原因引起口腔内压力增高，热毒逆行腮腺导管而发。

【诊断要点】

1. 病史

（1）发病年龄较小，5岁左右最为常见，男性稍多于女性。

（2）有腮腺反复肿胀史，间隔数周或数月，随年龄增长间隔期延长，持续时间缩短。

2. 临床表现　双侧或单侧腮腺反复肿胀，挤压导管口有脓液或胶冻样分泌物。静止期无明显症状。

3. 辅助检查　腮腺造影表现为末梢导管点状、球状扩张，排空迟缓，而主导管、腺内导管无明显异常。

【鉴别诊断】

本病须与流行性腮腺炎、舍格伦综合征相鉴别。

【治疗原则】

急性炎症期抗炎治疗。中医认为本病实证治宜清实热，消肿结；久病当扶正祛邪，养肾阴，清余毒。可结合中医外治疗法。

【证候分型与辨证施治】

1. 脾胃蕴热证　颐颌结块时大时小，疼痛不移，口有秽臭，舌红苔黄腻，脉弦数。

治法:清胃泻热,散结消肿。

方药:清胃散加减(《脾胃论》)。主要药物:生地黄、当归、牡丹皮、升麻、黄连、知母、石膏、黄芩、牛蒡子、僵蚕、贝母、天花粉等。

中成药:可选用清胃黄连片、牛黄解毒丸等。

2. 虚火上炽证 颐颌肿痛时作,咽干口渴,少腹作胀,腰膝酸软,舌红少苔,脉细数。

治法:滋养肾水,佐以清解。

方药:知柏八味丸加减(《医宗金鉴》)。主要药物:熟地黄、知母、黄柏、山萸肉、丹皮、茯苓、当归、白芍、甘草等。

中成药:可选用知柏地黄丸。

【其他疗法】

1. 外治疗法

(1)急性发作时,金黄膏或玉露膏掺红灵丹外敷。

(2)口颊黏膜出脓者,可用双料喉风散或锡类散搽擦,每日数次。

2. 毫针疗法 选下颌角与耳垂连线正中点为针刺点,进针时向口角方向倾斜 15°~30° 以达到肿胀腮腺中心,快速进针,刺入后捻转 2~3 分钟即可出针。

【预防及调摄】

1. 注意饭前饭后漱口,保持口腔清洁。

2. 注意休息,忌食辛辣刺激食物。

3. 增强抵抗力,防止感染,减少发作。

4. 按摩腺体,促进分泌通畅。

(温江华 梁新华)

第四节 神经系统疾病

一、三叉神经痛

【概述】

三叉神经痛是最常见的脑神经疾病,是指在三叉神经分布区域内出现阵发性、针刺样、电击样剧烈疼痛,历时数秒至数分钟,疼痛呈周期性发作,间歇期无症状。分原发性和继发性两种,原发性三叉神经痛病因尚不明确;继发性则由于机体的其他病变如炎症、外伤、肿瘤、颅骨的畸形及多发性硬化等疾病侵犯三叉神经所致。本节主要叙述原发性三叉神经痛。

中医对"面痛"症状的描述与三叉神经痛非常相似,因本病发生迅速,且多发于一侧,故有称之"颊痛""头风""雷头痛""偏头痛"等。

【病因病机】

1. 风寒袭之,寒为阴邪,其性凝滞,易伤阳气,风寒阻络,络脉不通则痛,疼痛如抽掣。

2. 风热上犯清空,热为阳邪,其往属火,风火相灼,灼伤络脉,而痛如裂。

3. 若素体脾虚,痰湿内盛,复受风热、风寒侵袭,风善行而数变,风邪寒痰闭阻络脉,忽聚忽散,因而疼痛乍作乍止。

4. 若饮食不节,饥饱无度,脾胃失和,运化失司,痰湿内停,壅滞生热,邪热犯胃,热毒痰浊循阳明经上炎,亦致本病。

5. 情志抑郁,忧思恚怒伤肝,肝气郁结,郁而化热,肝火上犯逐致面痛。

6. 久病入络,血瘀络痹,其痛如锥刺。

7. 气血亏损,清阳不升,髓海失养而出现疼痛。

【诊断要点】

1. 病史 年龄多在 40 岁以上,以中、老年人为多。女性多于男性,约为 3:2。

2. 临床表现

(1)单侧发病,疼痛由面部、口腔或下颌的某一点开始扩散到三叉神经某一支或多支,以第二支、第三支发病最为常见,第一支者少见。其疼痛范围不超越面部中线,亦不超过三叉神经分布区域。

(2)出现如刀割、针刺、撕裂、烧灼或电击样剧烈难忍的疼痛,甚至痛不欲生。

(3)扳机点亦称"触发点",常位于上唇、鼻翼、齿龈、口角、舌、眉等处。轻触或刺激扳机点可激发疼痛发作。

(4)疼痛发作时,常伴有颜面痉挛性抽搐。

【鉴别诊断】

本病应与牙源性疼痛,颞下颌关节紊乱病、偏头痛相鉴别。

【治疗原则】

中医认为急则治其标,宜祛风散寒、通经活络止痛;缓则治其标,宜健脾、养血柔肝、补虚止痛。

【证候分型与辨证施治】

1. 风热阻络证 头面部疼痛如裂,烧灼或刀割样,发热恶风,面红目赤,口渴引饮,遇热加重,得凉减轻,小便黄赤,大便不畅或便秘,舌红,苔黄,脉浮数。

主治:疏风清热、通络止痛。

方药:芎芷石膏汤(《医宗金鉴》)。主要药物:川芎、白芷、石膏、菊花、荆芥、连翘、栀子、玄参、丹参、地龙。

中成药:可选用防风通圣丸。

2. 风寒阻络证 面颊疼痛呈抽掣样,剧烈难忍,痛时面色苍白,畏寒恶风,遇冷加重,得热则缓,可因冷风吹拂诱发,喜按面或揉擦,舌淡红,苔薄白,脉浮缓或浮紧。

主治:舒风散寒、通络止痛。

方药:川芎茶调散加减(《太平惠民和剂局方》)。主要药物:川芎、白芷、桂枝、附子、蔓荆子、细辛、羌活、防风、当归、丹参、地龙、甘草。

中成药:可选用川芎茶调颗粒。

3. 阳明热盛证 颜面阵发性剧痛,如火燎刀割,遇风热则疼痛加剧,口渴、口干、口臭,牙龈肿痛,大便秘结,苔黄而燥,舌质红,脉滑数。

主治:泻阳明实热、祛风通络。

方药:清胃散(《脾胃论》)合玉女煎(《景岳全书》)加减。主要药物:石膏、知母、黄芩、黄连、丹皮、麦冬、生地黄、牛膝、丹参、地龙、大黄、生甘草等。

中成药:可选用清胃颗粒。

4. 肝火上炎证 面颊灼热,剧痛如裂,时见面部抽搐筋挛,情志抑郁,心烦易怒,胸胁胀痛,伴叹息,五心烦热,夜寐不安,口苦咽干,面红目赤,小溲黄赤,大便燥结,舌质红,苔黄燥,脉弦数。

主治:清肝泻火、疏肝解郁、通经活络。

方药:栀子清肝饮加减(《外科正宗》)。主要药物:栀子、柴胡、丹皮、郁金、生石决明、牛蒡子、菊花、当归、川芎、白芍、地龙、大黄等。

中成药:可选用龙胆泻肝丸。

5. 瘀血阻络证 面颊阵发性剧痛,如锥刺刀痛,痛处拒按,痛着不移,病痛多年久治不愈,面色暗滞,肌肤甲错,舌质紫暗或有瘀点,苔薄白,脉细涩或弦紧。

主治：活血化瘀，活络止痛。

方药：通窍活血汤加减（《医林改错》）。主要药物：川芎、桃仁、红花、赤芍、当归、丹参、牛膝、青皮、地龙、黄芪等。

中成药：可选通窍活血颗粒、血府逐瘀丸等。

【其他疗法】

1. 毫针疗法 主穴为合谷、风池、翳风、下关、内关。配穴第一支痛配攒竹、阳白、印堂、太阳、头维、丝竹空等；第二支痛配四白、迎香、听会、听宫等；第三支痛配颊车、承浆、大迎、地仓、听会、翳明等。

2. 艾灸疗法 主穴为三间、合谷、头临泣。配穴第一支为太阳、上关、阳白、攒竹；第二支配瞳子髎、四白、下关、颧髎；第三支配颊车、大迎、悬厘。用腾田氏温灸器（布包）灸40分钟，大约尽艾绒三器，少者二器。每日1次。

3. 鍉针疗法 主穴为合谷、列缺、风池、大椎；配穴同毫针疗法。针按其穴后，从针柄的下端向上端来回刮13下，然后向外转9下，每穴反复3次，每日1次。

4. 挑针疗法 主穴为下关、翳风、风池；配穴同毫针疗法，若体虚者可酌情取肝俞、胆俞、脾俞、胃俞等。

5. 三棱针疗法 取穴同毫针疗法。用粗针或三棱针点刺出血即可，适用于属实热证的三叉神经痛。

6. 耳穴疗法 取神门、面颊、牙痛点、皮质下、上颌、额、敏感点等耳穴，每次选3~4穴，两耳交替选穴。

7. 手针疗法 取咽喉点穴（手背第三掌尺侧缘），直刺0.5~1寸，强刺激，留针1~3分钟。

8. 水针疗法 取穴同毫针疗法。将维生素 B_{12}、灭菌生理盐水，注入选取的穴位，每次选2~4穴，每穴0.5~1ml。

9. 埋线疗法 透穴埋线（浅埋），如太阳透阳白，迎香透四白，地仓透颊车，必要时结合三叉神经的局部解剖，将羊肠线埋到神经干附近。

10. 推拿疗法 拇指压眶上孔，示指压眶下孔，中指压颏孔，局部揉压。病重者揉压次数多，病轻者少。揉压后，指掌按摩一次。

11. 激光针疗法 用氦-氖激光照射作为光针刺激经穴，达到疏通经络的目的。

【预防及调摄】

1. 吃饭、说话、刷牙、洗脸等动作宜轻柔，尽量避免触及"触发点"。

2. 头面部保暖,避免局部受凉,洗脸水温不宜太冷或太热。

3. 因咀嚼诱发疼痛的患者,进食流食,忌油炸、过酸过甜、生冷、刺激性食物。

4. 饮食有节,起居有常,防止过劳,调节情志,适当锻炼,增强体质。

(黄小瑾　梁新华)

二、贝尔麻痹

【概述】

贝尔麻痹是临床上常见的、病因不明的急性单侧周围性面神经麻痹。有部分面瘫或完全性面瘫,两侧面部均可发生。现主要认为是病毒感染使面神经发生炎症所致。中医有"口㖞""口僻"等之称。

【病因病机】

多由正气不足,脉络亏虚,风寒湿邪乘虚侵袭面部经络,气血阻滞,筋脉功能失调,筋肉失于约束而发病。

【诊断要点】

1. 病史　具有自限性、可有病毒感染史。

2. 临床表现

(1)起病骤急,无自觉症状的突发性单侧面瘫。

(2)前额皱纹消失,不能蹙眉;患侧口角下垂,健侧口角向上歪斜;不能紧密闭口,不能鼓腮、吹气等;上下眼睑不能闭合或闭合不全。

(3)根据神经损害的部分不同,可相应出现味觉、泪液和唾液分泌、听觉等方面的改变。

【鉴别诊断】

本病应与中枢性(核性)面神经麻痹、颅内或腮腺区恶性肿瘤、创伤性面神经损伤相鉴别。

【治疗原则】

急性期控制水肿,改善局部血液循环。中医认为本病早期以标实为主,宜祛风通络,疏调经筋;后期虚实夹杂,宜益气活血,和营通络。常配合针灸、拔罐等治疗。

【证候分析与辨证施治】

1. 风痰阻络证　突然口眼歪斜,面部表情动作消失,前额皱纹消失,口角流涎,患侧面部麻木不仁,舌淡红,苔薄白,脉弦滑。

治法:祛风化痰通络。

方药:牵正散加减(《杨氏家藏方》)。主要药物:白附子、白僵蚕、全蝎等。

中成药:可选用天麻丸。

2. **风寒袭络证**　突然口眼歪斜,前额皱纹消失,患侧面部麻木不仁,恶寒无汗,舌淡苔薄白,脉浮紧。

治法:疏风散寒,祛风通络。

方药:小续命汤加减(《备急千金要方》)。主要药物:麻黄、桂枝、防风、防己、杏仁、黄芩、人参、甘草、大枣、川芎、白芍、白附子、生姜等。

中成药:可选用小活络丸。

3. **风热中络证**　突然口眼歪斜,面部表情动作消失,患侧面部麻木不仁,伴发热,微恶寒,口干,舌红苔薄黄,脉浮数或弦数。

治法:疏风清热,祛风通络。

方药:大秦艽汤加减(《素问病机气宜保命集》)。主要药物:秦艽、甘草、川芎、当归、白芍、细辛、羌活、防风、黄芩、石膏、白芷、白术、生地黄、熟地黄、白茯苓、独活等。

中成药:可选用银翘片。

4. **气虚血瘀证**　口眼歪斜恢复缓慢,面白短气,神疲乏力,舌暗有斑点,苔薄,脉细涩。

治法:益气活血,和营通络。

方药:补阳还五汤加减(《医林改错》)。主要药物:黄芪、当归尾、赤芍、地龙、川芎、红花、桃仁等。

中成药:可选用补中益气丸和血栓通胶囊等。

【其他治疗】

1. **毫针疗法**　主穴为阳白、四白、颧髎、颊车、地仓、翳风、合谷。风寒证配风池;风热证配曲池;抬眉困难配攒竹;鼻唇沟变浅配迎香;人中沟歪斜配水沟;颊唇沟歪斜配承浆;恢复期配足三里。急性期针刺手法不宜过重。

2. **电针疗法**　取太阳、阳白、颊车、地仓,针刺得气后接通电针仪,以断续波刺激10~20分钟,强度以患者面部肌肉微见跳动而能耐受为度,适用于恢复期。

3. **隔姜灸疗法**　取太阳、阳白、颊车、地仓、下关,每次3~5穴,备厚约2~3mm姜片,刺数眼,上置艾柱,三到五壮,以皮肤微红为度。适用于恢复期。

4. **皮肤针疗法**　可叩刺阳白、颧髎、颊车、地仓,以局部潮红为度。适用于恢复期。

5. 刺络拔罐疗法　用三棱针点刺阳白、颧髎、颊车、地仓,然后拔罐。每周 2 次,适用于恢复期。

6. 穴位贴敷疗法

(1)取阳白、太阳、颧髎、颊车、地仓。将马钱子搓成粉末约 1~2 分,撒于胶布上,然后贴于穴位处,5~7 日换药 1 次。

(2)用白附子适量研细末,加冰片少许做面饼,贴敷穴位,每日 1 次。

7. 推拿及康复训练

(1)推拿疗法:手法操作时宜轻柔,以防止颜面部皮肤破损,适用于恢复期。

1)用一指禅推法自印堂、阳白、睛明、四白、迎香、颧髎、下关、颊车、地仓等往返治疗,自上而下,循环往返操作约 5 分钟。

2)再用拇指按揉上述各穴,每穴约 0.5 分钟,以酸胀为度,再配合应用擦法在患侧颜面部操作,以透热为度,6~8 遍。

3)拿风池、肩井、曲池、合谷,每穴约 1 分钟。

(2)康复训练:主要包括患侧抬眉、闭眼、耸鼻、示齿、努嘴、鼓腮等训练。每日训练 2~3 次,每个动作训练 10~20 次。患侧面部表情肌出现运动后方可进行训练。

【预防及调摄】

1. 注意面部保暖,防止受风寒刺激,急性期外出活动可戴口罩。

2. 保护暴露的角膜及预防结膜炎,可采用眼罩、滴眼药水、涂眼药膏等方法。

(温江华　梁新华)

三、面肌痉挛

【概述】

面肌痉挛是指面部的肌肉不自主的阵发性的不规则抽搐,轻者只局限于眼睑或颊部或口角,重者可波及整个面部。中医对面肌痉挛的论述散见于"内风""筋惕肉瞤""瘛疭"中。

【病因病机】

本病发病多因人体正气不足,气血亏虚,肾阴不足或肝气郁滞,脉络空虚或受阻,腠理不固,风、热、寒邪挟痰侵袭面部阳明、少阳之经,致使颜面肌腠痉挛痹阻,气血运行不利,肌肉筋脉失于濡养,故致面肌拘急弛纵。

【诊断要点】

1. 病史　本病病情发展较缓慢,精神紧张、烦躁、疲劳、失眠可使痉挛加重,睡眠时症状可消失。多发于中年及老年人,尤以女性多见。无自愈性。

2. 临床表现

（1）起病常为下眼睑的眼轮匝肌阵发性轻微抽搐,以后逐渐向同侧面部扩展,以口角肌肉抽搐最明显。

（2）抽搐程度不一,在紧张、情绪激动或疲劳时抽搐加重,安静或睡眠时症状消失。

（3）少数严重者,面肌抽搐可累及整个一侧面肌。抽搐多限于一侧,双侧者甚罕见。

（4）本病呈慢性进行性发展,一般不自发缓解,部分患者在晚期出现患侧面肌瘫痪和萎缩,抽搐也停止。

【鉴别诊断】

本病应与面神经麻痹后的面肌抽搐、脑桥小脑角病变、癔症性眼睑痉挛、习惯性面部抽动相鉴别。

【治疗原则】

中医认为正气虚为病之本,宜益气固本,柔肝止痉;风、痰、瘀为病之标,宜祛除内风、外风,涤痰祛湿,活血化瘀、熄风止痉。

【证候分型与辨证施治】

1. 风寒袭络证 面肌紧张或面部神经拘挛、抽搐、跳动,伴有患侧恶风寒,不发热,头身疼痛,鼻塞,流涕,痰稀薄色白,口不渴或渴喜热饮,舌淡苔薄而润,脉浮或浮紧。

治法:温经散寒,祛风通络止痉。

方药:大秦艽汤加减（《保命集》）。主要药物:白附子、羌活、白芷、细辛、苏叶、葛根、鸡血藤、当归、红花、全蝎、僵蚕等。

中成药:可选用大秦艽丸。

2. 风热瘀阻证 颜面神经拘挛,抽搐、跳动,伴有面红目赤,心烦,口渴欲饮,大便干,小便短赤,发热汗出,舌红苔黄,脉洪大而浮。

治法:疏风清热,通络止痉。

方药:防风通圣散加减（《宣明论方》）。主要药物:生石膏、黄芩、羌活、苏叶、金银花、菊花、薄荷、赤芍、丹参、牡丹皮、白附子、全蝎等。

中成药:可选用防风通圣丸。

3. 风痰阻络证 颜面神经拘挛,抽搐、跳动,伴有胸脘痞闷,呕恶痰涎,头痛昏蒙,口渴不饮或口不渴,舌淡苔白滑或腻,脉弦滑。

治法：涤痰祛风，通络止痉。

方药：二陈汤加减（《和剂局方》）。主要药物：白附子、全蝎、僵蚕、陈皮、半夏、茯苓、枳实、黄芩、菊花、苏叶、鸡血藤、红花等。

中成药：可选用大活络丹。

4. 肝胆湿热证　面肌痉挛，伴有头晕目赤，耳肿疼痛，耳鸣耳聋，口苦咽干或胁痛，尿赤涩痛，大便时干时稀，舌红苔黄腻，脉弦滑数。

治法：清肝利胆，解毒通络。

方药：龙胆泻肝丸加减（《医方集解》）。主要药物：龙胆草、黄芩、牛蒡子、玄参、蒲公英、地龙、生地黄、木通、赤芍、秦艽、薄荷、乳香等。

中成药：可选龙胆泻肝丸。

5. 肝郁气滞证　面肌痉挛伴情志抑郁，胁肋胀痛，纳呆，纳少，舌淡苔白，脉浮微弦。

治法：疏肝解郁，活血通络。

方药：逍遥散加减（《太平惠民和剂局方》）。主要药物：柴胡、白芍、郁金、羌活、苏叶、赤芍、鸡血藤、红花、白附子、白僵蚕、菊花、薄荷等。

中成药：可选用逍遥丸、柴胡疏肝丸等。

6. 气血虚弱证　面肌痉挛，汗出恶风，体倦乏力，舌淡苔薄，脉浮大无力。

治法：扶正祛风通络。

方药：大防风汤加减（《奇效良方》）。主要药物：生黄芪、白芍、当归、羌活、荆芥、防风、蝉蜕、苏叶、赤芍、鸡血藤、红花、全蝎、僵蚕等。

中成药：可选用芪参补气胶囊。

7. 肝肾阴虚，虚风内动证　面肌痉挛或麻木弛缓，头晕头痛。肢体麻木，耳鸣目涩，性情急躁，腰膝酸软，或面红目赤，心烦易怒，舌红苔黄，脉弦细数。

治法：滋阴补肾，平肝潜阳，熄风止痉。

方药：天麻钩藤饮加减（《中医内科杂病证治新义》）。主要药物：天麻、钩藤、菊花、夏枯草、龙胆草、丹参、赤芍、牛膝、女贞子、代赭石、白附子、全蝎、僵蚕等。

中成药：可选用天麻钩藤颗粒。

【其他疗法】

1. 毫针疗法　主穴为肾俞、然谷、行间、曲泉、翳风、合谷、颊车等。配穴为承浆、睛明、中渚、听会、太阳、下关、四白、太冲等穴。可采取穴位轮流针刺。

2. 水针注射　可采用当归注射液、维生素 B_6、B_{12} 等，穴位选风池、翳风、颊车、地仓、太阳、四白、三阴交等，每穴注射药液 0.5~1ml。每次选 1~2 穴。

3. 耳穴疗法　取口、神门、眼、颊、肝、交感等穴位。两耳轮流交替。

4. 埋线疗法　将羊肠线埋入穴位内,如颊车、地仓、下关、太阳等穴位。

5. 药物外敷　可用丹参、鸡血藤、川芎、细辛、乳香、没药、白芷、路路通、姜黄、秦艽等各 10g 煎煮,用布袋装好药加热后,直接贴敷于面颊局部。

6. 推拿疗法　采取局部穴位按摩治疗,每日 1 次,每次 15~20 分钟。

【预防及调摄】

1. 起居有常,保暖防寒,防止过劳,调节情志,适当锻炼,增强体质。

2. 饮食宜清淡且易于消化,不食肥甘厚味以及辛辣油煎食品。

3. 忌吸烟、饮浓茶。

（黄小瑾　梁新华）

第五节　颞下颌关节紊乱病

【概述】

颞下颌关节紊乱病是一类病因尚未完全清楚而又有相同或相似发病因素和临床症状的一组疾病的总称,好发于青、中年。临床上常分为咀嚼肌紊乱疾病类、关节结构紊乱疾病类、炎性疾病类、骨关节病类。属于中医学"颊痛""颌痛""口噤不开"等范畴。

【病因病机】

1. 外感风寒湿邪　素体阳虚,复感风寒湿邪侵袭,致局部经筋拘急则为痹;素体阳盛,感邪后郁而化热,则为风湿热痹。

2. 局部劳损　因面颊外伤、张口过度,致颞下颌关节受损。

3. 肝肾不足　先天不足,肾气不充、髁突发育不良等因素均可使牙关不利,弹响而酸痛。

4. 脾虚失运　脾虚运化失常,水湿排泄不利,肌肉虚弱无力,影响关节开合。

【诊断要点】

1. 病史

（1）开口痛和咀嚼痛,常为慢性疼痛过程,一般无自发疼痛。

（2）病程迁延者常有关节区发沉、酸胀、咀嚼肌易疲劳,及伴有面颊、耳颞及颈部等酸胀不适感。

2. 临床表现

（1）下颌运动异常：开口度过大或过小（正常人开口度平均约 4.0cm）；开口型异常（偏斜或歪曲）；开闭口绞索。

（2）疼痛：开口和咀嚼时关节区及关节相关肌群疼痛，关节区压痛。

（3）弹响及杂：可闻及弹响音、破碎音、摩擦音。

【鉴别诊断】

本病应与三叉神经痛、牙源性感染引起的张口受限、颈椎病、不典型面部神经痛、慢性鼻窦炎、关节肿瘤等疾病相鉴别。

【治疗原则】

中医疗法对咀嚼肌紊乱疾病类、炎性疾病类疗效更优，实证以祛邪通络止痛为主；虚证宜补益脾肾，通络止痛。常结合中医针灸、按摩等方法治疗。

【证候分析与辨证施治】

1. 寒湿痹阻证　开口不利，咀嚼受限，关节弹响，咀嚼关节区疼痛，平时酸胀麻木不适，遇风寒湿冷症状加重，舌淡苔薄白，脉弦略紧。

治法：散寒化湿，通络止痛。

方药：蠲痹汤加减《医学心悟》。主要药物：羌活、独活、桂枝、秦艽、海风藤、桑枝、当归、川芎、乳香等。

中成药：可选用小活络丸、木瓜丸。

2. 风湿热痹证　关节不利，酸痛，局部有灼热感，得寒则舒，可有发热，口干喜饮，大便秘结，舌红苔黄腻，脉细滑数。

治法：疏风清热，利湿通络。

方药：二妙散加减（《丹溪心法》）。主要药物：黄柏、苍术、桑枝、丝瓜络、鸡血藤、薏苡仁等。

中成药：可选用痛风定胶囊。

3. 肝肾不足证　开口不利，咀嚼障碍，关节区有弹响，关节区时有酸痛，头晕耳鸣，腰膝酸软，舌质红，脉细无力。

治法：补益肝肾，养血强筋。

方药：独活寄生汤加减（《备急千金要方》）。主要药物：独活、桑寄生、杜仲、牛膝、细辛、秦艽、茯苓、防风、川芎、人参、甘草、当归、芍药、干地黄等。

中成药：可选用独活寄生合剂。

4. 脾胃虚弱证　咀嚼无力酸痛，咀嚼时肌肉胀痛，四肢乏力，胃纳不佳，面色萎黄，大便溏薄，舌淡红，苔薄白，脉濡细。

治法：益气健脾化湿。

方药：参苓白术散加减（《太平惠民和剂局方》）。主要药物：白扁豆、白术、茯苓、甘草、桔梗、莲子肉、人参、砂仁、山药、薏苡仁等。

中成药：可选用参苓白术片。

【其他治疗】

1. 毫针疗法　主穴为下关、颊车、听宫、合谷。配穴为风池、太阳、翳风、肝俞、肾俞等。

2. 艾灸疗法　取穴同前，选用主、配穴，每穴灸 2~3 分钟，若采用隔姜灸，效果更好。

3. 电针疗法　取下关、颊车。进针得气后行捻转泻法，再接电针仪，用连续波强刺激 20~30 分钟。每周 2~3 次。

4. 水针疗法　对病情顽固者用 0.5%~1% 普鲁卡因注射液 1ml 注入下关穴（先作皮试）。每周 2 次。

5. 耳穴疗法　选颌、面颊、肾上腺为主。耳鸣配内耳、颞，头面疼痛配颞、额。

6. 推拿疗法　取下关、颊车、听宫、颧髎（均双侧）。用拇指持续点压，患侧穴位稍加用力，每穴 1~2 分钟，间歇 3~5 分钟后再依次点压，每穴点压 3~5 遍。

7. 针刀疗法　患侧卧位，在髁突前斜面定点，刀口线与人体纵轴平行，垂直进针，达翼肌窝，疏通剥离，切断部分过于紧张的翼外肌纤维后出针。

【预防及调摄】

1. 避免咬硬物，避免养成单侧咀嚼食物的不良习惯。

2. 如有口腔疾病者，应及时治疗。

3. 注意身体保健，增强体质，避风寒。

（温江华　梁新华）

第六节　口腔肿瘤的中医辅助治疗

随着社会的发展，人们生活方式的改变，恶性肿瘤的发病率逐年增高，已成为严重威胁人类健康的多发病、常见病。

中医药目前在口腔肿瘤治疗中应用广泛，常与其他方法配合治疗，如与手术配合,与化疗配合,与放疗配合等。临床发现肿瘤的早、中、晚三期治疗策略都可以中医药干预,大多数恶性肿瘤早期首选手术,此阶段中医药与手术配合可以减轻术后并发症,中期患者术后需辅助放、化疗,中医药可提高放疗、化疗的敏感性,减少副作用,对于晚期肿瘤患者,多以姑息治疗为主,中医药可起到改善症状、提高生存质量、延长生存期的作用。因此,在口腔肿瘤治疗的不同阶段,中医药发挥的作用是不一样的,提倡全程介入。

一、口腔肿瘤术后中医治疗

【概述】

口腔肿瘤手术治疗时,会破坏局部组织器官,并且手术过程中的出血会损耗人体气血,另外,手术前后抗感染等治疗易损伤脾胃功能,影响患者生存质量。因此,口腔肿瘤术后采取中医治疗的主要目的是减轻手术并发症,改善患者生存质量。

【病因病机】

1. 气阴两虚　久病耗伤阴液,真阴亏损,再经手术大伤元气,从而导致气阴两虚。

2. 脾虚痰湿　久病体虚或手术耗气,药、食损脾,运化失常,水液失于布散而生湿酿痰。

3. 气血亏虚　久病消耗,气血两伤,或手术失血,气随血耗,从而形成气血两虚。

4. 气滞血瘀　肿瘤压迫组织,气血运行不畅,久而导致气血瘀滞;或手术失血,离经之血瘀滞经络,气机不畅,导致气血瘀滞。

【证候分型与辨证施治】

1. 气阴两虚证　神疲懒言,自汗盗汗,面色苍白,口干咽燥,舌质红,边有齿痕,苔薄,脉细弱。

治法:益气养阴。

方药:生脉散加减(《医学启源》)。主要药物:人参、麦冬、五味子等。

中成药:可选用生脉颗粒。

2. 脾虚痰湿证　面色苍白,咳白色黏痰,大便溏薄,腹胀纳呆,舌淡白,边有齿痕,苔白腻,脉滑或濡缓。

治法:健脾除湿。

方药:参苓白术散加减(《太平惠民和剂局方》)。主要药物:人参、茯苓、白术、白扁豆、陈皮、莲子、甘草、砂仁、薏仁、桔梗、大枣等。

中成药:可选用参苓白术颗粒(片)。

3. 气血亏虚证 头晕目眩,面色萎白无华,倦怠乏力,气短懒言,心悸怔忡,饮食减少,舌淡,苔薄白,脉细弱或虚大无力。

治法:益气补血。

方药:八珍汤加减(《正体类要》)。主要药物:党参、白术、茯苓、甘草、川芎、当归、熟地黄、白芍等。

中成药:可选用八珍颗粒、健脾生血颗粒等。

4. 气滞血瘀证 头面口舌刺痛,舌质青紫或暗红,并伴有瘀斑或瘀点,舌苔薄白或黄,脉细涩或弦。

治法:行气活血。

方药:通窍活血汤加减(《医林改错》)。主要药物:赤芍、川芎、桃仁、红花、麝香、老葱、鲜姜、酒、大枣等。

中成药:可选用复方丹参滴丸、血府逐瘀丸等。

【其他疗法】

毫针疗法:主穴为关元、气海、足三里、三阴交、合谷。气阴两虚者配太溪;脾虚痰湿者配丰隆、阴陵泉;气血亏虚者配血海;气滞血瘀者配膈俞、血海。

【预防及调摄】

1. 保持口腔卫生,锻炼身体,规律作息。

2. 规范治疗口腔黏膜潜在的恶性疾患。

3. 针对手术后的饮食调摄 术后饮食宜清淡、富营养,忌食煎炒、辛热、肥甘厚味和生冷酸辣之品。可酌情使用补气养血之品,消化不良者予健脾和胃之品,大便秘结者予润肠通便之品,小便短少者予清热利尿之品。

二、放化疗并发症的中医治疗

放射治疗与化学药物治疗是口腔肿瘤最常用的疗法之一,在治疗肿瘤的同时,可能引起一系列的不良反应,口腔肿瘤放化疗期间最常见的并发症主要是骨髓抑制、消化道不良反应和放射性口炎。正确应用中医药可增加疗效,减轻不良反应。

(一)骨髓抑制

【概述】

骨髓抑制是指骨髓中的血细胞前体的活性下降。主要是白细胞下降,血小板减少及贫血等。临床主要表现为面色萎黄或苍白,唇甲色淡,疲乏无力,头晕眼花,心悸失眠,手足麻木等症,属中医学"血虚证"的范畴。

【病因病机】

1. 脾虚血亏　化疗药物进入机体后,在杀伤癌细胞的同时,亦会损害正常组织,伤及脾胃,致脾胃运化功能失司,由于脾胃亏虚,水谷精微不足以生血,而致血亏。

2. 气血双亏　久病之后,气血耗伤,又服用化疗药物复伤正气,气虚加重生血不足而致血虚。

3. 脾肾两虚　化疗药物致脾胃运化失司,后天生化乏源,致先天失养,肾精不足,精气亏虚,精不化血而致血虚。

4. 津枯血亏　化疗药物致胃肠功能失司,胃失和降而引起呕吐,大肠传导功能失司而致腹泻,吐泻伤津,津不生血而致血虚。放射线灼伤津液,精血同源,津亏则血虚。

5. 气虚血瘀　化疗药物进入机体后,致脾胃气虚,气虚运血无力,血行不畅,血瘀内结,新血生成障碍而致血虚。

【治疗原则】

本病以虚为主,治宜健脾养胃、益气补血。

【证候分型与辨证施治】

1. 脾胃亏虚证　面色萎黄,精神倦怠,短气懒言,心悸,不思饮食,食后脘腹痞满,嗳气不舒,或时吐清水痰涎,肠鸣便溏,肌肉瘦削,舌淡胖,边有齿痕,苔薄白,脉缓弱。

治法:健脾养胃,补血。

方药:四君子汤加减(《太平惠民和剂局方》)。主要药物:人参、炒白术、茯苓、炙甘草等。

中成药:可选用四君子颗粒、人参归脾丸等。

2. 气血两虚证　面色少华,头晕目眩,倦怠乏力,口淡乏味,胃纳不佳,舌淡,脉虚大或细。

治法:益气养血。

方药:八珍汤加减(《正体类要》)。主要药物:人参、炒白术、茯苓、当归、熟地黄、川芎、白芍、炙甘草等。

中成药:可选用八珍颗粒、人参养荣丸等。

3. 脾肾两虚证　面色㿠白,口唇黏膜苍白,纳呆食少,倦怠乏力,或大便溏薄,精神萎靡,腰膝酸软,畏寒肢冷。舌质淡,苔白,脉沉细。

治法:健脾补肾,填精生血。

方药:大补元煎加减(《景岳全书》)。主要药物:人参、炒山药、杜仲、熟地黄、山茱萸、当归、枸杞子、炙甘草等。

中成药:可选用左归丸、健脾生血颗粒等。

4. 津血亏虚证 口燥咽干,肌肤干燥,尿少,大便秘结,舌红干,苔少或无苔,脉细。

治法:生津养血。

方药:增液汤(《温病条辨》)合四物汤(《仙授理伤续断秘方》)加减。主要药物:生地黄、玄参、麦冬、当归、川芎、熟地黄、白芍等。

中成药:可选用生脉饮和四物合剂等。

5. 气虚血瘀证 面色萎黄或苍白,头晕心悸,体倦乏力,舌质黯淡或有瘀斑,苔薄白,脉涩或弦紧。

治法:益气活血。

方药:补阳还五汤加减(《医林改错》)。主要药物:黄芪、当归尾、赤芍、地龙、川芎、红花、桃仁等。

中成药:可选用四君子丸和血府逐瘀片等。

【其他疗法】

1. 艾灸疗法

(1)选穴足三里、三阴交,艾柱温针。适用于恶性肿瘤化疗期间白细胞减少者。

(2)选穴大椎、脾俞、膈俞、胃俞、肾俞、关元、气海等,艾柱隔姜灸上述各穴,每穴 3 壮,每天 1 次。适用于恶性肿瘤化疗后白细胞下降者。

2. 水针疗法 选穴足三里,胎盘多肽注射液 4ml。针刺得气后缓慢注入药液,每日 1 次,适用于放疗、化疗所致的白细胞下降患者。

【药膳法】

糯米阿胶粥:糯米 60g,阿胶 15g,红糖适量。糯米煮粥将熟时,放入捣碎的阿胶,待阿胶化尽加红糖适量调味,隔日服用 1 次。本膳用于放、化疗后白细胞下降及贫血者。

【预防及调摄】

1. 饮食中应注意补充热量、蛋白质、维生素、铁等。

2. 忌食辛辣燥火之物。

3. 适当运动,增强体质,避免劳累。

（二）消化道不良反应

【概述】

化疗药物常能引起不同程度的恶心、呕吐,除直接刺激胃肠道引起呕吐外,还可通过血液作用于延髓呕吐中枢引起呕吐;也可以刺激第四脑室的化学感受器而引起呕吐。本证属中医"反胃""呕吐"等范畴。

【病因病机】

中医认为恶心、呕吐乃胃气不降,气逆于上所致。主要与情志失调、痰浊、阴虚、脾胃虚弱等有关。

【治疗原则】

治疗以和胃降逆为总则。

【证候分型与辨证施治】

1. 肝气犯胃证　呕吐吞酸,嗳气频作,胸胁满痛,烦闷不舒,每遇情志刺激则呕吐吞酸更甚,舌边红,苔白腻,脉弦。

治法:疏肝理气,和胃降逆。

方药:半夏厚朴汤加减（《金匮要略》）。主要药物:苏叶、半夏、茯苓、厚朴、生姜等。

中成药:可选用柴胡疏肝丸。

2. 痰饮内阻证　呕吐清水痰涎,胸脘痞闷,不思饮食,头晕目眩,心悸,或呕而肠鸣有声,苔白腻,脉滑。

治法:温化痰饮,降逆止呕。

方药:二陈汤（《太平惠民和剂局方》）合苓桂术甘汤（《伤寒论》）加减。主要药物:半夏、橘红、生姜、乌梅、茯苓、白术、桂枝、炙甘草等。

中成药:可选用二陈丸。

3. 脾胃虚弱证　饮食稍多即欲呕吐,时作时止,胃纳不佳,食入难化,胸脘痞闷,面色少华,倦怠乏力,大便溏,舌质淡,苔薄白,脉细弱。

治法:健脾和胃降逆。

方药:六君子汤加减（《太平惠民和剂局方》）。主要药物:人参、白术、茯苓、甘草、陈皮、清半夏等。

中成药:可选用六君子丸、香砂养胃丸等。

4. 胃阴不足证　呕吐反复发作而量不多,或时作干呕,恶心,口干咽燥,饥不思食,胃脘部有嘈杂感,舌红,苔少或无苔,脉细。

治法:养阴润燥,降逆止呕。

方药:麦门冬汤加减(《金匮要略》)。主要药物:麦冬、半夏、人参、甘草、粳米、大枣等。

中成药:可选用玉泉丸。

5. 脾胃虚寒证 饮食稍有不慎,即易呕吐,时作时止,面色苍白,倦怠乏力,口干而不欲饮,四肢不温,大便溏薄,舌质淡,脉濡弱。

治法:温中健脾,和胃降逆。

方药:理中汤加减(《伤寒论》)。主要药物:人参、干姜、白术、炙甘草等。

中成药:可选用理中丸。

【其他疗法】

1. 毫针疗法 主穴为内关、中脘、足三里,配穴选太冲、内庭。

2. 艾灸疗法 穴位选天枢、关元、气海等。

3. 耳穴疗法 选胃、肝、交感、皮质下、神门,每次取2~3穴,双耳交替选穴。

【药膳法】

1. 热姜汁 取一大块连皮的生姜,洗净,用纱布包裹之后捣烂,挤压出姜汁,加入热开水和蜂蜜,调味饮用,可减轻恶心呕吐的症状。

2. 白扁豆粥 鲜白扁豆120g,粳米150g,红糖适量。扁豆与干净的粳米一同下锅煮粥。此方适用于脾胃虚弱证恶心呕吐者。

3. 佛手粥 干佛手10~20g,水煎取汁,加入粳米100g同煮粥,用冰糖适量调味食用。适用于肝气犯胃证呕吐恶心,消化不良,纳差等症。

【预防及调摄】

1. 发生呕吐时,要适当休息,注意病者寒温适宜。

2. 食物要清淡,易消化,少食多餐,勿食生冷及肥甘厚味,或辛辣、香燥等刺激性食物。

3. 服药宜小量频服。如少量服药仍有呕吐者,可于药液中加入姜汁少许。

4. 保持心情舒畅,避免精神刺激,对于肝气犯胃的患者,尤其要注意。

(三)放射性口炎

【概述】

在头颈部区域放射治疗中易导致放射性口炎,口腔黏膜表现为充血、糜烂、溃疡。放射线破坏涎腺,可导致口干。口腔局部抵抗力下降,菌群失调,易继发感染。

【病因病机】

1. 中医认为癌症患者接受放射治疗之后,机体被辐射之热邪灼伤,造成体内热毒之邪过盛,邪气上蒸于口,导致口腔充血、糜烂。

2. 由于热盛耗气伤阴,损伤津液导致虚火上炎,并发于口。

3. 久病体弱,脾胃运化受阻,影响气血生化,同时热邪耗伤津液,导致气阴亏损,不能濡养于口,好发本病。

【治疗原则】

以扶正祛邪为主,治则宜清热解毒、益气养阴。

【证候分型与辨证施治】

1. 热毒炽盛证　口腔黏膜充血、糜烂、溃疡,局部红肿焮痛,面红目赤,伴有口干口渴,小便短赤,大便干燥,舌红,苔黄,脉数有力。

治法:清热解毒。

方药:黄连解毒汤加减(《肘后备急方》)。主要药物:黄连,黄柏,黄芩,栀子等。

中成药:可选用黄连解毒片。

2. 阴虚火旺证　口腔黏膜充血、糜烂、溃疡,伴五心烦热、颧红、失眠、盗汗、口燥咽干、眩晕、耳鸣,舌红少苔,脉细数。

治法:养阴清热。

方药:沙参麦冬汤加减(《温病条辨》)。主要药物:北沙参,玉竹,麦冬,天花粉,扁豆,桑叶,生甘草等。

中成药:可选用养阴清肺膏。

3. 气阴两虚证　口腔黏膜充血、糜烂、溃疡,伴胃脘痞满,食后尤甚,纳差,面色苍白,心烦不舒,或有恶心呕吐,口干咽燥,目涩无泪,神疲乏力,头晕肢乏,手足心热,小便淡黄,大便干燥;舌红,边有齿痕,苔少,脉细数。

治法:益气养阴。

方药:生脉散加减(《医学启源》)。主要药物:人参,麦冬,五味子等。

中成药:可选用生脉颗粒。

【其他疗法】

1. 含漱法

(1)用升麻、黄柏、大青叶各 20g 水煎含漱。

（2）银花 20g、甘草 10g，水煎含漱，每天 3 次。

2. 散剂　养阴生肌散、冰硼散、锡类散敷于患处。

3. 穴位贴敷疗法　醋调吴茱萸末贴敷于涌泉穴，每天 1 次。

4. 毫针疗法　主穴为合谷、足三里，上唇口疮配人中、地仓；下唇口疮配承浆、地仓；舌部口疮配廉泉；颊部口疮配颊车、地仓。

5. 耳穴疗法　穴位选用口、舌、心、脾、胃、肝、肾、神门、肾上腺、皮质下、内分泌等。每次选 3~5 穴，两耳交替选穴。

【预防及调摄】

1. 保持口腔卫生。

2. 调整膳食种类，多食新鲜蔬菜、水果，忌食辛辣炙煿之品。

3. 保持大便通畅可预防发作。

4. 避免过劳，适当锻炼，增强体质，保证充足的睡眠。

三、口腔肿瘤的中医姑息治疗

姑息治疗是对治愈性治疗无反应的患者晚期的完全的主动的治疗和护理。恶性肿瘤的姑息治疗是着眼于患者生活质量和主观感受的积极整体照顾，以控制和改善症状为主要内容，主要关注患者的生活质量而非生命的长短，可以和抗癌治疗互相配合，贯穿于恶性肿瘤的整个治疗过程，并随着患者病情的发展不断调整。在这个过程中，传统的中医药治疗发挥着重要的作用。

中医姑息治疗着眼于患者的生活质量，通过调整肿瘤患者的机体状态，充分调动内在抗病能力来达到改善症状、"带瘤生存"的目的。此外，恶性肿瘤往往会对患者的精神心理产生负面影响，引起抑郁、焦虑等不良情绪，进而又对患者的治疗与康复不利，同时，不良情绪还会在一定程度上加重疼痛、疲劳等躯体症状，临床上辨证选用中医药治疗可以有效调节患者的精神状态，缓解患者不良情绪。

目前中医药在处理肿瘤相关症状方面具有较好的疗效，可以有效提高生活质量，减轻患者痛苦，这也正是中医药在口腔肿瘤治疗中的优势所在。

（一）癌性疼痛

【概述】

疼痛是癌症患者特别是晚期患者最常见的症状，大部分是直接由肿瘤发展侵犯所致，也包括一部分与癌症诊疗相关，如穿刺活检、手术、放疗、化疗等引起的疼痛,严重影响患者的生存质量。

【病因病机】

中医认为癌性疼痛可归结为实痛和虚痛两大类,有"不通则痛"和"不荣则痛"两种病机。"不通则痛"是由于风寒、气滞、血瘀、痰湿、热毒等引起脉络闭阻,瘀塞不通,而发生疼痛。"不荣则痛"则是因为肿瘤日久,邪伤正气,气血阴阳亏虚,脏腑经络失于濡养而产生疼痛。

【治疗原则】

中医学认为本病为本虚标实,治疗时应标本兼治,本宜补虚,标宜止痛。

【证候分型与辨证施治】

1. 风寒闭阻证　冷痛、拘急疼痛,痛有定处,遇寒症状加重,舌质淡,苔薄白,脉弦或紧。

治法:祛风散寒止痛。

方药:小活络丹加减(《太平惠民和剂局方》)。主要药物:制天南星、制川乌、制草乌、地龙、制乳香、制没药等。

中成药:可选用小活络丸。

2. 肝气郁结证　胀痛无定处,情志不畅时症状加重,心烦,抑郁,舌质淡,苔白,脉弦。

治法:理气止痛。

方药:柴胡疏肝散加减(《景岳全书》)。主要药物:陈皮、柴胡、川芎、香附、枳壳、芍药、甘草等。

中成药:可选用柴胡疏肝丸。

3. 热毒凝结证　红肿胀痛,伴高热,口渴喜饮,便秘,小便短赤。舌质红,苔黄燥或无苔,脉弦数。

治法:清热解毒止痛。

方药:仙方活命饮加减(《校注妇人良方》)。主要药物:白芷、贝母、防风、赤芍、当归尾、甘草、皂角刺、穿山甲、天花粉、乳香、没药、金银花、陈皮等。

中成药:可选用连翘败毒丸。

4. 血虚夹瘀证　疼痛固定不移、呈针刺样,拒按,夜间痛甚。舌质紫暗或有瘀斑,脉涩。

治法:养血活血止痛。

方药:桃红四物汤加减(《医垒元戎》)。主要药物:当归、熟地黄、川芎、芍药、桃仁、红花等。

中成药:可选用血府逐瘀丸、元胡止痛片等。

5. 阳虚寒凝证　隐痛绵绵,伴乏力,面色㿠白,肢体畏寒,喜温喜按,舌淡,苔白,脉沉细。

治法:温经散寒止痛。

方药:桂枝加芍药汤加减(《伤寒论》)。主要药物:桂枝、芍药、生姜、大枣、甘草等。

中成药:可选用风湿骨痛丸。

【其他疗法】

1. 外敷法　将元胡、台乌、丹参、蚤休、地鳖虫等量浓煎成膏剂,血竭与冰片用酒精溶化,按 10% 比例兑入,酌加赋形剂,总药物浓度调至 1g/ml 左右,外敷痛处。

2. 灸法　以麝香 0.2g,外贴痛点或穴位上,然后温灸。

3. 水针疗法　徐长卿注射液,每次 100mg,选足三里穴,穴位注射。

4. 毫针疗法　主穴为合谷、下关、足三里、三阴交穴,风寒痹阻配风池;肝气郁结配太冲;热毒凝结配十宣;血虚夹瘀配血海、曲池;阳虚寒凝配复溜、养老。

【验方】

1. 可选用眼镜蛇粉 30g,穿山甲、元胡、沉香末各 9g 等。上药共为细末,每次服 3g。

2. 可选用山慈菇、黄药子、川乌、元胡、北重楼、三七各 30g,冰片 0.9g 等。上药共为细末,每次服 3g,每日 3 次。

3. 麻沸散　羊踯躅 9g,茉莉花根 3g,当归 3g,菖蒲 0.9g。水煎服。

【预防及调摄】

1. 注意心理支持,引导患者自我调控情绪和行为。

2. 适当放松活动,分散患者注意力。

3. 忌食辛辣刺激及寒凉食物,忌食发物。

(二)癌性发热

【概述】

癌性发热一般是指癌症患者出现的直接与恶性肿瘤有关的非感染性发热,广义的癌性发热尚包括针对肿瘤的特殊治疗引起的发热。癌性发热常见于肿瘤的进展期,有广泛的肿瘤坏死或明显的肿瘤破坏。中医认为其属"内伤发热"范畴。

【病因病机】

中医认为癌性发热的病因多为久病体虚、饮食劳倦、情志失调、手术失血及放化疗副作用。基本病机是气血阴阳亏虚,脏腑功能失调。其中热毒炽盛、气郁化火、瘀血阻滞及痰湿停聚所致者属实,气血阴阳虚损导致的发热属虚。前者又可进一步引起脏腑功能失调,阴阳气血亏损,成为正虚邪实之证。

【治疗原则】

原则上应该进行抗肿瘤治疗,如全身化疗,患者不能耐受化疗或化疗效果不好的时候,姑息性退热治疗,缓解症状。中医治疗需明确病因病机,宜采用益气养血、甘温除热、疏肝解郁、滋阴清热、活血散结、解毒清热等治法。

【证候分型与辨证施治】

1. 热毒炽盛证　身热稽留不退,伴头痛、身痛、口苦、便秘、纳差、腹胀,舌红,苔黄,脉洪数。

治法:清热解毒。

方药:黄连解毒汤加减(《外台秘要》)。主要药物:黄芩、黄连、黄柏、栀子等。

中成药:可选用黄连解毒片、牛黄解毒丸等。

2. 气郁发热证　发热多为低热或潮热,热势常随情绪波动而起伏,精神抑郁,胁肋胀满,烦躁易怒,口干而苦,纳差,舌红,苔黄,脉弦数。

治法:疏肝理气,解郁泄热。

方药:丹栀逍遥散加减(《内科摘要》)。主要药物:丹皮、栀子、柴胡、薄荷、当归、白芍、白术、茯苓、甘草等。

中成药:可选用加味逍遥丸。

3. 痰湿郁热证　低热,午后热甚,烦热,胸闷脘痞,不思饮食,渴不欲饮,呕恶,大便稀薄或黏滞不爽,舌胖大,舌苔白腻或黄腻,脉濡数。

治法:燥湿化痰,清热和中。

方药:黄连温胆汤加减(《备急千金药方》)。主要药物:半夏、枳实、陈皮、茯苓、大枣、竹茹、黄连、甘草等。

中成药:可选用清气化痰丸、复方鲜竹沥液等。

4. 血瘀发热证　午后或夜间发热,或自觉身体某些部位发热,口燥咽干,但不多饮,肢体或躯干有固定痛处或肿块,面色萎黄或晦暗,舌质青紫或有瘀点、瘀斑,脉弦或涩。

治法：活血化瘀。

方药：血府逐瘀汤加减（《医林改错》）。主要药物：当归、川芎、赤芍、地黄、桃仁、红花、牛膝、柴胡、枳壳、桔梗、甘草等。

中成药：可选用血府逐瘀口服液（丸）。

5. 气虚发热证　发热，热势或低或高，常在劳累后发作，伴有头晕乏力，自汗，气短懒言，神疲，食少便溏，舌质淡，苔薄白，脉细弱。

治法：补中益气。

方药：补中益气汤加减（《内外伤辨惑论》）。主要药物：党参、白术、黄芪、茯苓、升麻、柴胡、陈皮、炙甘草、当归等。

中成药：可选用补中益气丸。

6. 血虚发热　发热，热势多为低热，常伴有面色不华、心悸失眠、唇甲色淡等，舌质淡红，苔薄白，脉细弱。

治法：养血益气。

方药：归脾汤加减（《重订严氏济生方》）。主要药物：黄芪、党参、白术、当归、茯神、远志、酸枣仁、龙眼肉、木香、甘草、生姜、大枣等。

中成药：可选用归脾丸。

7. 阴虚发热证　常见午后或夜间热甚，或手足心热，骨蒸潮热，心烦盗汗，失眠多梦，口干咽燥，大便干结，舌干红、裂纹，苔少，脉细数。

治法：养阴透热。

方药：青蒿鳖甲汤加减（《温病条辨》）。主要药物：青蒿、鳖甲、生地黄、知母、丹皮等。

中成药：可选用青蒿鳖甲片。

8. 阳虚发热证　发热而欲近衣被，形寒肢冷，面色淡白，头晕嗜卧，腰膝酸软，纳少便溏，舌淡胖、或有齿痕，苔白润，脉沉细弱。

治法：温补阳气，引火归元。

方药：肾气丸加减（《金匮要略》）。主要药物：桂枝、淡附片、熟地黄、山萸肉、山药、茯苓、丹皮、泽泻等。

中成药：可选用桂附地黄丸。

【其他疗法】

1. 毫针疗法　气虚发热取穴大椎、内关、间使，补法；气郁发热取穴期门、行间、三阴交、血海，泻法。热势较重者取大椎、曲池、合谷、少商（放血），神昏加人中、十宣；烦躁加印堂、神门。其中少商、十宣予点刺出血。

2. 艾灸疗法 选气海、关元、神阙、足三里,用艾炷灸。

【药膳方】

1. 枸杞粳米粥 枸杞 15g,粳米 60g,煮粥,加白糖或蜂蜜适量。适用于肿瘤阴虚内热者。

2. 甘蔗汁 甘蔗汁适量,频频饮服。适用于肿瘤阴虚发热者。

3. 凉拌芦笋片 芦笋适量切片,开水煮后捞出,用糖、醋、麻油凉拌吃。适用于肿瘤热毒炽盛发热者。

4. 麦苗茶 麦苗 50g,水煎当茶饮。适用于肿瘤气郁发热者。

【预防及调摄】

1. 避风寒,适当活动。

2. 忌食辛辣及大苦大寒之品,以防耗气伤阳,或化燥伤阴。

3. 规律作息,节制房事。

第七节 口腔其他病证论治

一、口臭

【概述】

口臭是指口腔呼出之气有臭味。臭味气体主要是挥发性硫化物。可分为生理性口臭和病理性口臭,生理性口臭常见于口腔卫生习惯不好、食用某些食物(如洋葱、大蒜等)、抽烟、睡眠时唾液分泌量减少所致的细菌大量分解食物残渣等引起的口臭。病理性口臭可见于口腔疾病、口腔附近组织疾病及某些全身性疾病。

【病因病机】

1. 胃肠积热 平素饮酒食辛,或嗜食膏粱厚味之品,致使胃肠积热,浊气上冲而致口臭。

2. 肝胆湿热 多由外感湿热之邪,或嗜酒,过食肥甘辛辣之物,湿邪内生,郁久化热所致,或脾胃运化失常,湿浊内生,蕴而化热,阻遏肝胆而成。

3. 脾虚食积 素体脾虚,饮食不节,耗伤脾胃,宿食积滞胃肠,浊气上冲而致口臭。

4. 肾虚内热　先天不足,或后天失养,久病年老,肾气不足,齿龈失养,虚热上犯而致口臭。

【诊断要点】

1. 病史　具有口臭病史。

2. 临床表现　可闻到臭味。

【鉴别诊断】

临床重点是针对口臭的原因进行判断和处理。

【治疗原则】

积极治疗口腔疾病和其他相关系统疾病,培养良好的口腔卫生和生活习惯。中医治则宜清热通腑、清肝和胃、清利湿热、滋阴清热、引火归元。

【证候分型与辨证施治】

1. 胃肠积热证　口臭,怕热,胃纳可或消谷善饥,或平素饮食不节,大便秘结或粘腻,溺黄。或伴牙龈红肿,渗血出血。舌红,苔黄而厚腻,脉弦数。

治法:清热通腑。

方药:清胃散加减(《脾胃论》)。主要药物:石膏、黄芩、生地黄、丹皮、黄连、升麻等。

中成药:可选用清胃黄连片。

2. 肝胆湿热证　口中酸臭,或有口苦,胸胁胀满,头昏,目眩,胃纳欠佳,大便秘结,小便黄。舌红,苔薄黄,脉弦数。

治法:清利肝胆湿热。

方药:龙胆泻肝汤加减(《医方集解》)。主要药物:龙胆草、栀子、黄芩、泽泻、木通、车前子、当归、柴胡、生地黄、生甘草等。

中成药:可选用龙胆泻肝片。

3. 脾虚食积证　口臭,口甘或口淡,晨起或食后口臭明显,平素多食膏粱厚味之品,食后常感胃脘胀闷,小便正常,大便秘或完谷不化或便稀溏。舌淡,边有齿痕,苔白腻或黄腻,脉数。

治法:健脾消积。

方药:保和丸加减(《丹溪心法》)。主要药物:山楂、神曲、半夏、茯苓、陈皮、连翘、莱菔子等。

中成药:可选用保和丸。

4. 肾虚内热证　口臭口咸，口渴不欲饮，眼花耳鸣，发脱齿摇，腰膝酸软。阴虚者伴有五心烦热，潮热盗汗，面红颧赤，小便黄赤或余沥不尽，大便正常或干结，舌质嫩红或干瘦，舌体或有裂纹，苔少，脉细数，尺部弱；阳虚者伴有畏寒肢冷，小便清长或夜尿频多，舌质淡，舌体或有齿痕，苔少，脉沉弱。

治法：阴虚者，滋阴清热；阳虚者，温肾壮阳，引火归元。

方药：阴虚者，六味地黄汤加减（《小儿药证直诀》）。主要药物：熟地黄、山萸肉、山药、丹皮、白茯苓、泽泻等。阳虚者，肾气丸加减（《金匮要略》）。主要药物：桂枝、淡附片、熟地黄、山萸肉、山药、茯苓、丹皮、泽泻等。

中成药：阴虚者可选用六味地黄丸，阳虚者可选用桂附地黄丸。

【其他疗法】

1. 含漱法　细辛、豆蔻各等份，煎汤含漱。

2. 牙粉　骨碎补、冰片、大青盐等份研粉刷牙用。

3. 中药涂擦　丁香 20g、白矾 40g 烧灰，同香附 5g 研成粉末，刷牙后用药粉少许涂之。

4. 毫针疗法　主穴为合谷、足三里、承浆、颊车、地仓、廉泉。胃肠积热配上巨虚、内庭；肝胆湿热配行间、太冲、丘墟、阳陵泉；脾虚食积配滑肉门、太白；肾虚内热配太溪、涌泉。

5. 水针疗法　药物采用维生素 B_{12}，穴位以足三里、上巨虚、曲池、颊车等。每次 2~4 穴，每次 0.2~0.5ml。

6. 耳穴疗法　穴位如口、神门、胃、脾、心、大肠、肝、胆、肾等。每次可选 3~5 穴。双耳交替选穴。

【预防及调摄】

1. 保持口腔清洁卫生。

2. 合理饮食，规律作息，保持心情愉快。

3. 忌食肥甘厚味，醇酒炙烤，保持大便通畅。

二、牙龈出血

【概述】

牙龈出血以龈肉齿间出血为主要症状，故有"齿衄""齿间出血"之称。

【病因病机】

1. 胃火上炎　平素饮酒食辛，或嗜食膏粱厚味之品，致使胃腑积热，热气循足阳明胃经上冲,熏蒸牙龈,伤及血络,邪热壅盛,迫血妄行而成衄证。

2. 阴虚火旺 素体阴虚或久病伤阴,阴虚火旺,虚火上炎,灼伤血络而致衄。

3. 脾虚失统 素体虚弱或久病耗伤等,致使脾气不足,气不摄血,统领失司,血不循经,则齿龈渗血。

【诊断要点】

1. 病史 牙龈反复充血水肿,触及或自行出血病史。青春期或妊娠期较多见。

2. 临床表现 吮吸出血或探针检查牙龈出血,或伴鼻腔及全身出血性倾向。

【鉴别诊断】

临床需要鉴别是口腔局部疾病导致的出血,还是与其他系统病理因素有关。

【治疗原则】

本病以对因治疗为主,可根据病情予抗炎、止血等治疗,中医施以清热泻火凉血、滋阴凉血、健脾益气等治法。

【证候分型与辨证施治】

1. 胃火上炎证 牙龈焮肿,自行出血,口臭,食欲亢进,口干而渴,大便干燥,尿黄。舌质红,苔黄厚,脉洪数。

治法:清胃泻火,凉血止血。

方药:清胃散加减(《脾胃论》)。主要药物:生地黄、丹皮、黄连、当归、升麻、生石膏等。

中成药:可选用清胃黄连片。

2. 阴虚火旺证 牙龈红肿,触即出血,口干欲饮,两颧潮红,五心烦热,午后低热,盗汗失眠。舌质红,苔少,脉细数。

治法:滋阴降火,凉血止血。

方药:知柏地黄丸加减(《医方考》)。主要药物:知母、黄柏、熟地黄、山萸肉、山药、茯苓、丹皮、泽泻等。

中成药:可选用知柏地黄丸。

3. 脾不统血证 牙龈渗渗出血,龈肉色淡红兼见皮肤紫斑,纳差,倦怠乏力,气短懒言,失眠多梦,畏寒。舌体胖大,舌质淡,苔薄白,脉濡数。

治法:健脾益气,统血摄营。

方药：归脾汤加减（《济生方》）。主要药物：党参、黄芪、白术、茯神、酸枣仁、龙眼肉、木香、炙甘草、当归、远志、生姜、大枣等。

中成药：可选用归脾丸。

【其他疗法】

1. 中药涂擦　乌贼骨、槐花、生石膏、三七、茜草等份,共研细粉擦牙,每日3~4次。

2. 含漱法　生石膏、白矾、蒲黄、旱莲草等份,煎水漱口,每日2~3次。

3. 毫针疗法　主穴为四渎、人迎、内庭、风池,脾不统血配血海,阴虚火旺配太溪。

4. 耳穴疗法　主穴取牙、口、皮质下、肾上腺、内分泌点等。双耳交替选穴。

5. 艾灸疗法　选足三里、合谷、三间、关元、气海等,主要用于治疗虚寒证者。

6. 水针疗法　选颊车、手三里、合谷等,药物用当归注射液,每穴0.25~0.5ml。

【预防及调摄】

1. 牙刷宜柔软,避免毛刷过硬,保持口腔卫生。

2. 合理饮食,忌粗糙过硬食物。

3. 适当锻炼,提高身体免疫力。

三、口干

【概述】

口干指口腔内唾液分泌减少、口干舌燥为主要表现的一种病证状态。因津液不能上承于口所致,属中医"内燥"范畴。

【病因病机】

1. 阴虚火旺　素体阴虚,或因伤精失血失液,耗伤肾阴,阴虚生内热,热久化火,虚火上炎,灼伤阴液。

2. 气滞血瘀　情志不舒,肝郁气滞,郁热化火,灼伤阴液。气滞导致血瘀,瘀血不去,新血不生,由瘀致虚,口窍失于濡养。

3. 脾胃虚弱　饮食不节,损伤脾胃,脾胃气虚,运化失司,津液失布,不能上承于口。

4. 气阴两虚　阴虚之证迁延日久,阴损及阳,气虚则气化推动乏力,津液运行失常,不能上承于口。

【诊断要点】

1. 病史　口干,饮水尚不能有效缓解,严重者影响说话及进食。

2. 临床表现　口腔黏膜干燥,发红,挤压腺体少量或无唾液流出。

【鉴别诊断】

临床需要鉴别不同因素导致的口干,以利对因和对症治疗。

【治疗原则】

本病中医认为多属本虚标实,治疗上宜生津润燥、滋阴降火、健脾和胃、行气活血、益气养阴。

【证候分型与辨证施治】

1. 阴虚火旺证　口燥咽干,口渴不欲多饮。兼见五心烦热,腰膝酸软,头晕耳鸣,失眠多梦。舌红少津,无苔或少苔,脉细数。

治法:滋阴降火。

方药:知柏地黄丸加减(《医方考》)。主要药物:知母、黄柏、熟地黄、山萸肉、山药、泽泻、茯苓、丹皮等。

中成药:可选用知柏地黄丸。

2. 脾胃虚弱证　口舌干燥,口渴不欲饮。伴见气短乏力,纳呆,便溏,舌胖大,边有齿痕,舌苔腻,脉沉弱。

治法:健脾和胃。

方药:四君子汤加减(《太平惠民和剂局方》)。主要药物:人参、伏苓、白术、甘草等。

中成药:可选用四君子颗粒。

3. 气滞血瘀证　口燥咽干,但欲漱不欲咽,目涩无泪。或伴见眼红畏光,两腮肿大,关节疼痛等证。舌质暗,舌下脉络瘀阻,脉细涩。

治法:行气活血。

方药:血府逐瘀汤加减(《医林改错》)。主要药物:桃仁、红花、当归、生地黄、川芎、赤芍、牛膝、桔梗、柴胡、枳壳、甘草等。

中成药:可选用血府逐瘀丸。

4. 气阴两虚证　口舌干燥,口渴不欲饮,目干涩,伴见纳食不香,倦怠乏力。舌质淡,苔少,脉沉细弱。

治法:益气养阴。

方药:生脉散(《医学启源》)合四君子汤(《医学启源》)加减。主要药物:

人参、麦冬、五味子、白术、茯苓、炙甘草等。

中成药:可选用生脉颗粒和四君子颗粒等。

【其他疗法】

1. 含药法 口含鲜麦冬、西洋参生津止渴。

2. 推拿法

(1)取合谷、大陵穴、曲池推揉至少海,少海推揉至曲池。

(2)按摩内关、外关,阳溪推揉至阳谷,阳谷推揉至阳溪。

(3)中脘、下脘同时按摩。

3. 代茶饮方 乌梅10g、甘草5g煎汤或麦冬、胖大海、元参各10g开水冲泡代茶饮。

4. 毫针疗法 主穴为曲泽、大陵、三间、少商、承浆、中渚、翳风、颊车。阴虚火旺配太溪、照海;脾胃虚弱配足三里、阴陵泉;气滞血瘀配血海、三阴交。

5. 水针疗法 穴位以足三里为主穴,配肾俞、曲池、颊车等,采用维生素B_{12},做穴位注射。每次2~4穴,每穴0.2~1ml。

6. 耳穴疗法 穴位选口、神门、胃、脾、心、大肠、肝、内分泌、肾等。每次可选3~5穴。双耳交替选穴。

7. 漱津咽唾法 具体做法是端坐凝神纳息,舌抵上腭,闭口调息,津液自生,以意念送下。另法是用舌搅动口齿,先上后下,先内后外,搅动数次,然后舌抵上腭,以聚津液,再鼓腮含漱、咽津。

【预防及调摄】

1. 保持口腔清洁卫生。

2. 规律作息,保持心情愉快。

3. 合理饮食,忌食肥甘厚味,醇酒炙烤,多食用酸味食品,保持大便通。

4. 预防继发性牙齿广泛龋坏。

四、舌运动障碍

【概述】

舌运动障碍是指舌体的活动状态异常。正常时舌体伸缩自如,活动灵活。发生病理变化后舌体可出现强硬、痿软、颤动、短缩、歪斜等状态。临床可见于口腔疾病及某些全身性疾病。

【病因病机】

1. 心脾积热 饮食不节,情志失常,或火热之邪内侵,或过食辛热温补,心脾积热,热极生风,可致舌络挛急而频频动摇,可见吐舌、弄舌、伸舌或木舌。

2. 肝阳化风 情志不遂,气郁化火伤阴,或素体阴虚,阳亢日久,亢极化风,挟痰上扰舌络,可见舌颤动、强硬或歪斜。

3. 风痰阻络 外感风邪,经脉受阻,挟痰上攻于舌络,可见舌强硬、歪斜或短缩。

4. 热入心包 外感温病,热入心包,热扰神明,舌失主宰,以致舌不灵动而见强硬。

5. 热极生风 热邪亢盛,燔灼肝经,筋脉拘急而致舌颤动或弄舌。

6. 阴虚风动 高热伤津耗液或素体阴虚或久病阴液亏涸,舌体筋脉失濡,废弛不用可见舌体痿软或短缩,若舌体拘挛则强硬,若阴虚火旺致舌体失润,则颤动或吐弄。

7. 气血两虚 暴病之后大伤气血,或久病之后气血亏虚,气虚失温则难以推动,血虚失养则无力伸长,可见舌痿软或短缩;血虚生风可见舌体颤动。

8. 寒凝筋脉 外感寒邪或久病阳虚,寒凝筋脉,舌络拘挛而致短缩。

【舌运动障碍表现】

1. 木舌 舌体胀大肿硬,转动不便。

2. 吐舌 伸舌体吐露唇外,不即收回。

3. 舌纵 伸出而不收入,常伴流涎不止。

4. 弄舌 将舌伸出即收,或上下左右舔口角舔唇。

5. 舌强 舌体强硬,活动不灵,舌体伸缩不自然、谈吐不利。

6. 舌痿 舌体软弱伸卷无力。

7. 舌颤 在伸舌时,舌体颤动不定,不能控制。

8. 舌短 舌体紧缩难以伸长。

9. 舌歪 舌体不正,偏向一侧。

【治疗原则】

中医认为此类症状虚实夹杂,实宜清泄心、脾、肝胆之热、清热熄风、豁痰开窍、温经散寒;虚宜补益气血、滋肾柔肝。

【证候分型与辨证施治】

1. 心脾积热证 木舌、吐舌、弄舌、舌纵,常伴流涎不止,面色红赤,心烦口渴,口臭怕热,胃纳可或消谷善饥,或平素饮食不节,大便秘结,小便短赤。

舌红,苔黄,脉数。

治法:清心泻脾。

方药:导赤散合泻黄散(《小儿药证直诀》)加减。主要药物:生地黄、木通、竹叶、甘草、藿香、栀子、生石膏、防风等。

中成药:可选用导赤丸。

2. 肝阳化风证　突然出现舌强、舌颤或舌歪。伴头晕目眩,头摇头痛,肢体震颤,言语謇涩,手足麻木,步履不正。甚或曾突然昏倒,不省人事,口眼㖞斜,半身不遂,喉中痰鸣,大便秘结。舌红,苔白或腻,脉弦细有力。

治法:镇肝熄风开窍。

方药:镇肝熄风汤加减(《医学衷中参西录》)。主要药物:怀牛膝、龙骨、生白芍、天冬、麦芽、代赭石、牡蛎、玄参、川楝子、茵陈、龟板、甘草等。

中成药:可选用天麻钩藤颗粒。

3. 风痰阻络证　舌强、舌歪、舌短,伴口眼㖞斜,半身不遂,肢体麻木,舌暗紫,苔滑腻,脉弦滑。

治法:搜风化痰,行瘀通络。

方药:解语丹加减(《医学心悟》)。主要药物:白附子、天麻、胆南星、木香、全蝎、远志、石菖蒲、羌活、甘草等。

中成药:可选用半夏天麻丸、人参再造丸等。

4. 热入心包证　舌强硬,伴身体灼热,四肢厥冷,神昏谵语或昏聩不语,痰壅气短,舌色鲜绛,脉细数。

治法:清心开窍。

方药:清宫汤加减(《温病条辨》)。主要药物:元参心、莲子心、竹叶卷心、连翘心、连心麦冬、水牛角等。

中成药:可选用安宫牛黄丸、万氏牛黄清心丸等。

5. 热极生风证　弄舌、舌颤,伴高热神昏,躁热如狂,手足抽搐,颈项强直,甚则角弓反张,两目上视,牙关紧闭。舌红或绛,脉弦数。

治法:清热熄风。

方药:羚角钩藤汤加减(《通俗伤寒论》)。主要药物:羚羊角、钩藤、霜桑叶、川贝母、鲜竹茹、生地黄、菊花、白芍、茯神、生甘草等。

中成药:可选用局方至宝散。

6. 阴虚风动证　吐舌、弄舌、舌强、舌痿、舌颤或舌短,伴手足震颤、蠕动,肢体抽搐,眩晕耳鸣,口咽干燥,形体消瘦,五心烦热,潮热颧红,舌红少津,脉弦细数。

治法：育阴潜阳,滋肾养肝。

方药：大定风珠加减(《温病条辨》)。主要药物：白芍、生地黄、麻仁、五味子、麦冬、阿胶、生龟板、生鳖甲、炙甘草、生牡蛎、鸡子黄等。

中成药：可选用知柏地黄丸。

7.气血两虚证　舌痿、舌短或舌颤,伴倦怠乏力,少气懒言,头晕目眩,面色萎黄,口淡、纳差,腹胀便溏,自汗,或女子月经淋漓不尽,色淡红或稍暗；舌淡,苔白,脉细弱。

治法：补益气血。

方药：八珍汤加减(《正体类要》)。主要药物：人参、白术、茯苓、当归、白芍、川芎、熟地黄、甘草、生姜、大枣等。

中成药：可选用八珍颗粒。

8.寒凝筋脉证　舌短,伴畏寒肢冷,肢体及头身疼痛,舌色淡白或青紫湿润,舌下脉络瘀阻,苔白,脉弦紧。

治法：温经散寒,舒筋通络。

方药：温经汤加减(《金匮要略》)。主要药物：吴茱萸、当归、芍药、川芎、人参、桂枝、阿胶、牡丹皮、生姜、甘草、制半夏、麦冬等。

中成药：可选用风湿骨痛丸。

【其他疗法】

1. 中药涂擦

(1)朴硝、真紫雪、青盐等份共为细末,以竹沥调敷舌上,或用生蒲黄外敷,可治疗木舌。

(2)硼砂、青黛、胆矾、僵蚕、玄明粉、冰片等份,研成粉末,刷牙后用药粉少许搽之,可治疗舌纵。

(3)用百草霜外敷,并用井水、盐搽,可治疗木舌。

2. 毫针疗法　主穴为廉泉、金津、玉液、合谷。心脾积热可配大都、少府；肝阳化风配太冲；风痰阻络配丰隆；热入心包配膻中；热极生风配十宣；阴虚风动配太溪；气血两虚配足三里、血海；寒凝筋脉配关元、三阴交。

3. 三棱针疗法　用三棱针点刺金津、玉液出血,每周1次,可治疗心脾积热等实热导致的舌运动障碍。

4. 耳穴疗法　穴位选口舌、神门、肝、脾、心、肾等。每次3~5穴,双耳交替选穴。

【预防及调摄】

1. 保持口腔清洁卫生。

2. 调饮食、宜起居、调情志、强体魄。

3. 忌食肥甘厚味、醇酒炙烤,保持大便通畅。

五、重舌

【概述】

重舌又有"子舌""子舌胀""雀舌""蝉舌""莲花舌"等名称。常与感染等因素有关。本病多发于小儿,与舌下血管瘤、舌下腺囊肿不同。

【病因病机】

1. 心脾积热　饮食不节,情志失常,或火热之邪内侵,或过食辛热温补之品,心脾蕴热,煎熬津液成痰,凝滞经络,气血不通,肿为重舌。

2. 胎毒上逆　婴幼儿胎热毒结,蕴热上逆,熬液成痰,阻滞经络,气血瘀滞,而生重舌。

【临床表现】

舌下肿胀,色鲜红,状如舌下又生一小舌。

【治疗原则】

若因感染等引起应进行抗感染等治疗,中医认为本病多属实证热证,治疗宜清热解毒、泻心脾之热。

【证候分型与辨证施治】

1. 心脾积热证　伸舌不利,舌下肿胀,疼痛。可伴有发热恶寒,头痛,口干思饮,溲赤便秘。舌尖红,舌苔黄,脉数。

治法:清心泻脾,清热解毒。

方药:导赤散(《小儿药证直诀》)合五味消毒饮(《医宗金鉴》)加减。主要药物:木通、生地黄、竹叶、生甘草、金银花、野菊花、蒲公英、紫花地丁、紫背天葵等。

中成药:可选用导赤丸。

2. 胎毒上逆证　多见于初生婴儿,舌下红肿,拒乳,指纹紫滞,烦躁啼哭。

治法:清热解毒。

方药:黄连解毒汤加减(《外台秘要》)。主要药物:黄连、黄芩、黄柏、栀子等。

中成药:可选用黄连解毒片。

【其他疗法】

1. 三棱针疗法　三棱针点刺金津、玉液两穴及舌下肿胀处,放出瘀血。

2. 散剂　玉匙散外敷于肿胀处,若溃烂,则用冰硼散,每日 4~6 次。

3. 毫针疗法　强刺激合谷、少商穴,不留针。

【预防及调摄】

1. 保持口腔清洁卫生,淡盐水漱口。规律作息,保持心情愉快。

2. 合理饮食,忌食肥甘厚味、醇酒炙烤,忌食辛辣、鱼虾等发物,保持大便通畅。

（李佳霖）

第二章

口腔中医治未病诊疗常规

中医治未病理念源远流长，是中医学理论体系中独具影响的理论之一。中医口腔治未病理念的形成，正是根植于中国传统文化的肥沃土壤。

"上医治未病"，最早源自于《黄帝内经》所说："上工治未病，不治已病，此之谓也"。"治"，为治理管理的意思。"治未病"即采取相应的措施，防止疾病的发生发展。其主要思想是：未病先防和既病防变。

第一节　中医治未病的原则

"治未病"是中医强调的预防思想，代表着中医学的特色和精髓。其创未病先防、将病防发、既病防变和病后防复的独特医学理论，已成为确立和采取各种养生保健措施及防治疾病方法的指导原则。

在中医学中，整体观念是关于人体自身及人与环境、社会之间统一性、联系性的认识，是中医"治未病"的根本立足点和出发点。形神合一与天人合一是整体观念的具体表现形式。

1. 形神合一　中医认为人体是一个以心为主宰，五脏为中心，通过经络、精、气、血、津液、神的作用联系脏腑、体、华、窍等形体组织的有机整体。另外，躯体状况和精神活动密切相关，各系统、各器官之间在生理功能上互相联系，在病理状态下相互影响。在这一有机整体中，中医特别强调"形神合一"，认为人的精神活动与人的形体密不可分，互相依存，如《灵枢》所说"血气已和，荣卫已通，五脏已成，神气舍心，魂魄毕具，乃成为人。"说明五脏气血是精神魂魄生成的物质基础，精神和肉体相合，生命体才能得以存在。

在对疾病的认识方面，"形神合一"论清楚地认识到形与神在疾病的发生过程中互为因果的关系。一方面，躯体生理活动的异常（形的异常）可以导致精神心理的疾病（神的疾病）；另一方面，精神心理的异常（神的异常）可能造成躯体生理病变（形的病变）。

2. 天人合一　中医认为人体要靠天地之气提供的物质条件而获得生存，同时人体五脏的生理活动，必须适应四时阴阳的变化，才能与外界环境保持协调平衡。《素问·宝命全形论》曰："人以天地之气生，四时之法成。"《素问·六节脏象论》云："天食人以五气，地食人以五味。"

人也应根据这一规律，安排生活作息，调摄精神活动，以适应不同的改变。正如张景岳所说"春应肝而养生，夏应心而养长，长夏应脾而养化，秋应肺而养收，冬应肾而养藏"。因此，人体要保持健康无病，必须维持人与自然规律的协调统一。所谓"和于阴阳，调于四时。""从之则苛疾不起，健康长寿，逆之则灾害生。"轻则为病，重则危及生命。

另外，人是社会的组成部分，人与社会之间亦相互联系和影响。社会环境可以通过社会发展带来的各种不利因素引起躯体变化，也可以通过影响精神活动进一步影响躯体状况。

总之，"未病"状态的发生与不良的生活方式、行为习惯以及社会环境等息息相关。从中医角度理解，这是人与自然、社会的协调出现紊乱而导致自身阴阳、气血、脏腑的失衡状态。从这一认识出发，"治未病"总的指导原则是以整体观念为指导，调整这种失衡状态。

（黄小瑾）

第二节　中医治未病的方法

中医治未病的方法很多，但不外乎养神与养形两个基本方面，如《素问·上古天真论》中所说："形与神俱，而尽终其天年，度百岁乃去。"

一、精神调养

中医养生尤重视精神调养。精神调养是通过调节人的精神、情绪及心理活动而使身心健康。中医学认为，精神与形体的协调一致，是人体健康长寿的根本保证。精神的异常变化能够影响人体健康。因此，主张调身先调心、护形先守神。

精神调养的方法主要包括以下几个方面：

（一）精神内守

精神内守是使人的思想保持在一种少思、少欲、淡泊宁静状态的养生方法。

（二）修德养性

修德养性是通过加强品德修养以保健防病的养生方法。人的情操是否高尚及性格是否豁达，直接影响情绪的变化。

（三）调和七情

调和七情是通过控制过激的七情活动以保持身心健康的养生方法。首先是要放下各种精神包袱，勿患得患失，时常保持乐观，避免产生不良情绪。其次是要善于排除恼怒、悲哀、惊恐等不良情绪。

（四）顺时调神

顺时调神是根据自然界的变化规律，进行精神调摄的养生方法。顺时调神是"天人相应"这一整体思想在精神调摄中的具体运用。它包括依据春夏秋冬四季气候的变化和一日昼夜晨昏更迭进行调摄两项内容：

1. 依据季节变化顺时调神　基本原则是"春夏养阳，秋冬养阴"。

（1）春三月，万物萌发、生机勃勃，人的情志也应愉快乐观，以促进阳气的升发。但肝旺于春，情志也不宜过分激动，免致肝之疏泄太过，而生诸疾。

（2）夏三月，万物茂盛、开花结果，人的性情也应充实欢愉，但夏季暑气酷烈，人体阳气发外、伏阴在内，易脱精神，宜常留空歇清静之处，以澄和心神。

（3）秋三月，天高气爽、万物萧条、阳气内收、阴寒渐生，人也应当收敛神气，勿外其志。此季因自然界的萧条凄凉，人也易产生悲凉抑郁的心情，如果失于调摄，往往引动宿疾。所以，秋季勿思虑愤怒激动太过，以使心志平和。

（4）冬三月，天地闭藏，阳气内伏，此时正是修养生机的最佳时令，更须调和心志，宜温暖衣衾、调配饮食、适其寒温，但也不宜过温过热，以免引火入心，使人烦躁，此季尤不宜暴喜暴怒，以免神气涣散、阳气受损。

2. 按照一日昼夜晨昏的变化顺时调神　早晨及上午，人体阳气旺盛，其精神也应与之相应，精神焕发，振奋向上，以饱满的精神投入到生活学习中去；暮晚机体阳气收敛，人也宜静息休养，精神内守，减少或停止一些使人易于发生情绪波动的活动，以使人的精神与一日阴阳的变化相适应。

（五）因人调神

除上述原则和方法外,老年人、妇女、儿童还须根据其特殊的生理和心理状况进行有针对性的调养。

二、合理饮食

《黄帝内经》说"法于阴阳,和于术数,饮食有节,起居有常,不妄作劳",才能"形与神俱,尽终其天年,度百岁乃去",说明"饮食有节"是养生的基本要求之一。

（一）脾胃健旺是养生的基础

食物是人类赖以生存的不可缺少的最基本的物质基础,而这物质基础在人体内的生化、转输、吸收,主要由成为"后天之本"的脾胃二脏来完成的,胃气强弱是人体生命活动的根本,它与人体养生保健之间存在着密切的因果关系,无论是年迈体弱的养生调摄,或是幼儿孕妇的增智育胎,或是常人的健身延年,都应该健脾护胃,调节饮食。

（二）饮食宜忌是养生的关键

因人而宜、因病而宜的饮食,是维持人体正常生理活动的原则。病中忌口,如能应用得当,就可更有效地配合疾病的治疗,促进药效的发挥。《灵枢·五味篇》曰:"肝病禁辛,心病禁咸,脾病禁酸,肾病禁甘,肺病禁苦。"

（三）谨和五味是养生的措施

人类以米、谷、豆类为主食,以各种肉类和蔬菜作为副食,再辅以水果调和饮食,则可补益精气,是获取长寿的根本措施之一,饮食偏嗜为养生大忌。《素问·生气通天论》曰:"阴之所生,本之五味",认为五脏之精,生于五味;并提倡"五谷为养,五果为助,五畜为益,五菜为充"。

三、体质调理

体质,即机体素质,是指人体秉承先天（指父母）遗传、受后天多种因素影响,所形成的与自然、社会环境相适应的功能和形态上相对稳定的固有特性。主要有以下九种体质:平和质、气虚质、阳虚质、阴虚质、痰湿质、湿热质、血瘀质、气郁质、特禀质。按《中医体质分类与判断》标准中的九种体质可采取如下方法调理:

（一）平和质

1. 体质特点　体形匀称健壮,性格随和开朗,面色、肤色润泽,头发稠密有光泽,目光有神,鼻色明润,嗅觉通利,味觉正常,唇色红润,精力充沛,不易疲劳,耐受寒热,睡眠安和,胃口良好,二便正常,舌色淡红,苔薄白,脉和缓有神。平时较少生病。对自然环境和社会环境适应能力较强。

2. 养生原则　调和五脏,缓补阴阳。

3. 养生方法

(1)环境起居调摄:起居顺应四时阴阳,劳逸结合。

(2)体育锻炼:适度运动。

(3)精神调适:清净立志、开朗乐观、心理平衡。

(4)饮食调理:谨和五味,缓补阴阳。食物宜多样化,不偏食,不可过饥过饱、偏寒偏热。

(5)药物调养:不需。

(二)气虚质

1. 体质特点　形体消瘦或偏胖,体倦乏力,面色苍白,心悸食少,语声低怯,常自汗出,动则尤甚,舌淡苔白,脉虚弱。常见疾病如口腔溃疡、口腔扁平苔藓、唇炎、牙周炎、面瘫、天疱疮、龈炎、舌部疾病、舌运动障碍、口腔肿瘤等。

2. 养生原则　补气养气。

3. 养生方法

(1)环境起居调摄:夏当避暑,冬当避寒,避免过劳。

(2)体育锻炼:锻炼宜柔缓,如散步、慢跑、打太极、五禽戏等。

(3)精神调适:应清净养藏,祛除杂念,不躁动,少思虑。

(4)饮食调理:宜食益气健脾食物,如粳米、糯米、小米、大麦、山药、大枣,少吃耗气食物,如生萝卜、空心菜等。

(5)药物调养:可选甘温补气之品,如人参、山药、黄芪等。成药可选四君子丸、参苓白术颗粒、补中益气丸等。

(三)阳虚质

1. 体质特点　形体白胖或面色淡白无华,平素畏寒喜暖,四肢倦怠,小便清长,大便时稀,唇淡口和,常自汗出,舌淡胖,脉沉乏力。常见疾病如口腔溃疡、口腔扁平苔藓、唇炎、牙周炎、天疱疮、龈炎、面瘫、舌部疾病、舌运动障碍、口腔肿瘤等。

2. 养生原则　温阳祛寒,温补脾肾。

3. 养生方法

(1)环境起居调摄:避寒就温,培补阳气,多日光浴,注重足下、背部及丹田部位的保暖。

（2）体育锻炼：体育锻炼宜舒缓柔和，如散步、慢跑、太极拳、五禽戏、八段锦等。

（3）精神调适：应保持沉静内敛，消除不良情绪。

（4）饮食调理：宜食温阳食物，如羊肉、狗肉、鹿肉、鸡肉，少吃西瓜等生冷食物。平时可食用当归生姜羊肉汤、韭菜炒胡桃仁等。

（5）药物调养：可选补阳祛寒、温养肝肾之品，如鹿茸、海狗肾、蛤蚧、冬虫夏草、巴戟天、仙茅、肉苁蓉、补骨脂、杜仲等，成药可选金匮肾气丸、右归丸等。

（四）阴虚质

1. 体质特点　形体消瘦，面色潮红，口燥咽干，心中时烦，手足心热，少眠，便干，尿黄，不耐春夏，多喜冷饮，舌红少苔，脉细数。常见疾病如口腔溃疡、口腔扁平苔藓、唇炎、牙周炎、天疱疮、龈炎、灼口综合征、干燥综合征、口干症、舌部疾病、舌运动障碍、口腔肿瘤等。

2. 养生原则　补阴清热，滋养肝肾。

3. 养生方法

（1）环境起居调摄：夏应避暑，居室应安静，不熬夜，避免高温下工作。

（2）体育锻炼：宜选动静结合项目，如太极拳、八段锦等。控制出汗量，及时补水。

（3）精神调适：保持冷静沉着的心态，少与人争，少参加争胜败的文娱活动。

（4）饮食调理：宜食甘凉滋润食物，如梨、百合、银耳、木瓜、菠菜、无花果、冰糖、茼蒿等，适当喝沙参粥、百合粥、枸杞粥、桑葚粥、山药粥。少吃葱、姜、蒜、椒等辛辣燥烈之品。

（5）药物调养：可选滋阴清热、滋养肝肾之品，如女贞子、山茱萸、五味子、旱莲草、麦门冬、天门冬、黄精、玉竹、枸杞子等。成药可选六味地黄丸、大补阴丸等。

（五）痰湿质

1. 体质特点　形体肥胖，嗜食肥甘，神倦懒动，嗜睡，身重如裹，口中粘腻或便溏，舌体胖，苔滑腻，脉濡而滑。常见疾病如口腔溃疡、口腔扁平苔藓、唇炎、牙周炎、天疱疮、面瘫、龈炎、舌运动障碍、口腔肿瘤等。

2. 养生原则　化痰祛湿。

3. 养生方法

（1）环境起居调摄：远离潮湿，阴雨季避湿邪侵袭，穿透气散湿的棉衣，常晒太阳。

（2）体育锻炼：坚持锻炼，如散步、慢跑、球类、武术、八段锦及舞蹈等。

（3）精神调适：以动养神，多参加各种活动，多听轻松音乐。

（4）饮食调理：少食甜黏油腻之品，少喝酒，勿过饱，宜食健脾利湿、化痰祛湿的清淡食物，如白萝卜、葱、姜、白果、红小豆等。

（5）药物调养：可选温燥化湿之品，如半夏、茯苓、泽泻、瓜蒌、白术、车前子等。成药可选二陈丸、六君子丸或香砂六君子丸等。

（六）湿热质

1. 体质特点　形体偏胖或消瘦，面垢油光，多有痤疮粉刺，常感口干口苦，眼睛红赤，心烦懈怠，身重困倦，小便短赤，大便燥结或黏滞，男性多有阴囊潮湿，女性常有带下增多，舌质偏红，苔黄腻，脉象多见滑数。常见疾病如口腔溃疡、口腔扁平苔藓、灼口综合征、带状疱疹、腮腺炎、牙周炎、龈炎、口臭等。

2. 养生原则　清热利湿。

3. 养生方法

（1）环境起居调摄：避暑湿，环境宜干燥通风，不宜熬夜过劳。

（2）体育锻炼：增强锻炼，如中长跑、游泳、爬山、球类等。

（3）精神调适：多参加开朗轻松的活动，放松身心。

（4）饮食调理：宜食清热利湿食物，如西红柿、草莓、黄瓜、绿豆、芹菜、薏米、苦瓜、茵陈蒿等物。忌辛温滋腻，少喝酒，少吃海鲜。

（5）药物调养：可选甘淡苦寒、清热利湿之品，如黄芩、黄连、龙胆草、虎杖、栀子等。成药可选龙胆泻肝汤丸、黄连解毒片等。

（七）血瘀质

1. 体质特点　面色晦滞，口唇色暗，眼周暗黑，肌肤甲错，易出血，舌紫暗或有瘀点，脉细涩或结代。常见疾病如口腔溃疡、口腔扁平苔藓、唇炎、牙周炎、天疱疮、三叉神经痛、带状疱疹、灼口综合征、干燥综合征、舌部疾病、舌运动障碍、口腔肿瘤等。

2. 养生原则　活血化瘀。

3. 养生方法

（1）环境起居调摄：居住宜温不宜凉，冬应防寒，作息规律，不可过逸。

（2）体育锻炼：多做有益血液循环的活动，如舞蹈、太极拳、八段锦等。

（3）精神调适：保持心情愉悦。

（4）饮食调理：宜食活血祛瘀食物，如红糖、丝瓜、玫瑰花、月季花、酒、桃仁等，宜喝山楂粥、花生粥。

（5）药物调养：可选活血化瘀之品，如当归、川芎、怀牛膝、徐长卿、鸡血藤、茺蔚子等，成药可选血府逐瘀丸等。

（八）气郁质

1. 体质特点　形体消瘦或偏胖，面色苍暗或萎黄，平素性情急躁易怒，易于激动，或忧郁寡欢，胸闷不舒，时欲太息，舌淡红，苔白，脉弦。常见疾病如口腔溃疡、口腔扁平苔藓、唇炎、天疱疮、三叉神经痛、灼口综合征、舌运动障碍、口腔肿瘤等。

2. 养生原则　行气解郁，疏肝理气。

3. 养生方法

（1）环境起居调摄：室内常通风，装修宜明快亮丽。

（2）体育锻炼：宜动不宜静，可跑步、爬山、武术、游泳等以流通气血。适当锻炼呼吸吐纳功法以开导郁滞。

（3）精神调适：保持良好心态，多看喜剧、励志剧、听相声，勿看悲苦剧。多听轻松开朗音乐，适当社交活动。

（4）饮食调理：适当饮酒，宜食行气食物，如佛手、橙子、荞麦、韭菜、茴香菜、大蒜、高粱、刀豆等。

（5）药物调养：可选疏肝理气之品，如香附、乌药、川楝子、小茴香、青皮、郁金等，成药可选越鞠丸、柴胡疏肝丸等。

（九）特禀体质

1. 体质特点　特禀体质有多种表现，比如易鼻塞、打喷嚏、流鼻涕，容易患哮喘，容易对药物、食物、气味、花粉、季节等过敏；易发荨麻疹，皮肤常因过敏出现紫红色瘀点、瘀斑等。常见疾病如口腔溃疡、药物过敏性口炎、唇炎等。

2. 养生原则　益气固表，养血消风。

3. 养生方法

（1）环境起居调摄：避免接触过敏原，如尘螨、花粉、棉絮、油漆、冷空气等。不要在空气嘈杂、不洁或寒冷的环境久留，平时注意防寒保暖。

（2）体育锻炼：积极参加体育锻炼，增强体质。

（3）情志调摄：培养乐观情绪，保持精神愉悦。

（4）饮食调理；饮食宜清淡,宜食益气固表养血食物,如糯米、燕麦、燕窝、红枣、泥鳅；少食用各种致敏食物,如海鲜、鲤鱼、虾、蟹、辣椒、蚕豆、茄子、荞麦、浓茶、咖啡等。

（5）药物调养：若皮肤过敏时,成药可选消风止痒颗粒等。

第三节　治未病与口腔疾病的防治

一、牙齿松软

【概述】

牙齿松软是指自觉牙齿松动,外力拨弄牙齿不见动摇或仅见轻微动摇（活动范围在 1mm 以内）,咀嚼食物时感觉软弱无力或疼痛的一种症状,可伴有牙颈部遇酸、甜、冷、热刺激的不适感,不包括各种疾病（如牙槽骨骨折、牙周炎、急性根尖周炎、牙神经损伤等）所致的牙齿松软。在亚健康状态,多见于老年人及有肾虚倾向的人群。

【病因病机】

1. 酸甘肥厚之品,碍于脾胃运化,湿热熏蒸,导致牙齿松软。

2. 老年人骨质流失,造成牙齿松软,或肾虚之体,精髓不足,筋骨失养,导致牙齿松软。

3. 气滞、寒凝造成血液运行不畅,牙齿失养。

4. 脾胃运化失常,气血亏虚,全身失养,导致牙齿松软。

【调理原则】

牙齿松软是一种自我感觉,与个体的身体状况、饮食情况、精神生活等密切相关。干预原则主要是调整身体状态,改善生活习惯,避免干硬食物,调畅情志,综合干预,还应注意随个体情况以及年龄大小进行干预。

【调理方法】

1. 生活起居调摄

（1）规律作息,保证睡眠。

（2）合理饮食,营养均衡,忌夜间睡前进食。

（3）正确刷牙,保持口腔清洁。

（4）适当锻炼,增强体质。

（5）保持心情舒畅。

（6）改变不良咬合习惯,选择合适咬合姿势。

2. 固齿训练

（1）核桃仁细嚼可坚固牙齿,每次 2 个,每日 3 次。

（2）闭天门法:双唇紧闭,屏气咬牙,上、下牙齿紧紧合拢,用力一紧二松的做咬牙切齿动作,反复数次。

（3）叩齿法:放松思想,轻闭口唇,依次叩臼齿、门齿、犬齿,每个部位 50 次。

3. 食疗　可选用健齿固本类食疗验方。

（1）二地仔姜汤

原料:地骨皮 10g,生地黄 10g,仔姜 10g,红花 5g,杜仲 10g。

制法:水煎服,每次煎取 100ml,每日两次。

功效:活血散寒,固本健齿。适宜于寒凝血瘀,牙齿失养者。

（2）苁蓉鹌鹑汤

原料:肉苁蓉 15g,鹌鹑 2 只,生姜 10g。

制法:将肉苁蓉、鹌鹑肉块、生姜小火炖至鹌鹑肉烂熟,调料调味。饮汤,食鹌鹑肉和肉苁蓉。

功效:填精益髓,补肾固本。适宜于肾虚精亏牙齿松动者。

（3）杞枣桂圆粥

原料:黑枣 20g,桂圆肉 50g,红糖 20g,枸杞 10g。

制法:将黑枣、桂圆肉、枸杞同入锅,加适量清水,煮熟后,加入红糖。每日 1 次,长期服食。

功效:补肾填精,滋补强壮。适宜于肾阳虚衰牙齿松动者。

（4）生地枣龟汤

原料:生地黄 20g,大枣 10 枚,龟肉 100g,盐少许。

制法:将生地黄、大枣、龟肉一并放入锅内,加适量清水,大火烧开,小火慢炖至龟肉熟透,加盐少许调味,汤渣共食。

功效:益肾填精,养阴补血,补中益气。适宜于肾阴虚牙齿松动者。

4. 中医辨证调摄

（1）肾阴虚证:牙齿松软,眩晕耳鸣,形体消瘦,潮热盗汗,咽干颧红,五心烦热。舌红少津,苔少,脉细数。

治法：滋阴补肾。

方药：左归丸加减（《景岳全书》）。主要药物：熟地黄、山药、枸杞子、炙甘草、茯苓、山茱萸、川牛膝、菟丝子、鹿胶、龟胶等。

中成药：可选用左归丸。

（2）肾阳虚证：牙齿松软，畏寒肢冷，头目眩晕，面色㿠白。舌淡胖，苔白，脉沉弱。

治法：补肾壮阳。

方药：右归丸加减（《景岳全书》）。主要药物：熟地黄、山药、山茱萸、枸杞子、甘草、杜仲、肉桂、制附子等。

中成药：可选用右归丸。

（3）胃火上炎证：牙齿松软，口臭，胃脘灼痛，渴喜冷饮，大便秘结，小便短黄。舌红，苔黄，脉滑数。

治法：清热泻火。

方药：清胃汤加减（《脾胃论》）。主要药物：牡丹皮、黄连、升麻、生地黄、当归等。

中成药：可选用清胃黄连片。

5. 毫针疗法　主穴为地仓、颊车、下关、合谷，肾阴虚配太溪，肾阳虚配腰阳关，胃火上炎配内庭。

二、免疫力下降

【概述】

免疫力下降是指当机体在受到外来的侵害时，如细菌、病毒入侵时，身体抵抗能力下降的状态。常见如下表现：

1. 常感到神疲乏力，容易疲劳，不能胜任工作，但各项检查结果均无异常，休息后稍缓解，但不能持久。

2. 感冒不断，气候变化之时，易感外邪，且病程较长。

3. 伤口容易感染，愈合时间较正常延长，或身体不同部位易长细小疖肿。

4. 肠胃虚弱，易出现餐后胃肠功能紊乱。

【病因病机】

1. 父母体弱多病，年老体衰，或胎中失养，孕育不足，或生后喂养失当，水谷精气不充，均可导致免疫力下降。

2. 烦劳过度,损伤五脏,因劳致虚,心失所养,脾失健运,心脾损伤,气血亏虚,久则导致免疫力下降。

3. 房事不节,肾精亏虚,肾气不足,久则导致免疫力下降。

4. 暴饮暴食,饥饱不调,嗜食偏食,营养不良,饮酒过度,导致脾胃损伤,不能化生水谷精微,气血来源不充,脏腑经络失于濡养,日久则正气亏虚而导致免疫力下降。

5. 大病之后,邪气过盛,脏气损伤,正气短时难以恢复,或久病耗伤气血,或病后失于调理,正气难复,导致免疫力下降。

【调理原则】

调节肺胃和脾胃功能,保持健康的心态和充足的体力。

【调理方法】

1. 生活起居调摄

（1）规律作息,保证睡眠。

（2）合理饮食,营养均衡。

（3）适当锻炼,增强体质。

（4）保持乐观心态。

（5）定期体检,发现问题及时治疗。

（6）根据季节和气候变化,增减衣物。

2. 食疗

（1）枸杞蒸猪脑:猪脑 1 具,枸杞子 20g。将猪脑与枸杞子放在碗中,加适量盐,上锅蒸熟即可食用。有滋补肝肾之功。

（2）黄芪当归鸡:黄芪 30g,当归 5g,陈皮 5g,公鸡 1 只。将中药与公鸡一起放入锅中,小火炖熟,盐调味,吃肉喝汤。有健脾益气之功。

（3）人参淮山粥:人参 20g,山药、糯米各 50g。将人参切薄片与糯米、山药共煮粥。有补益元气之功。

3. 气功　以静功为主,如真气运行法。

4. 推拿法　在脾胃或肝肾经穴位或循行部位按摩。

（1）揉丹田:丹田位于肚脐下 1 寸至 2 寸处,方法是将手搓热后,用右手中间三指在该处旋转按摩 50~60 次。

（2）按肾俞:两手搓热后用手掌上下来回按摩肾俞穴 50~60 次,两侧同时或交替进行。

（3）摩涌泉:用右手中间三指按摩左足心,用左手中间三指按摩右足心,左右交替进行,各按摩 60~80 次至足心发热为止。

以上三法,依次而行,早晚各 1 次。

5. 中药泡脚 党参、黄芪、白术、当归、川断各 15g,砂锅煎煮去渣,倒入木桶,再加入适量热水,水温宜在 40~50℃,水量以没过小腿的 2/3 为最佳,每天 1 次,每次 30 分钟。

第四节 药膳食疗与口腔保健

药膳发源于我国传统的饮食和中医食疗文化,是在中医学、烹饪学和营养学理论指导下,严格按药膳配方,将中药与某些具有药用价值的食物相配,采用独特的饮食烹调技术和现代科学方法制作而成的具有一定色、香、味、形的美味食品。药膳既具有较高的营养价值,又可防病治病、保健强身、延年益寿。

中医认为口齿唇舌与脏腑经络互相关联,口腔疾病的防治离不开脏腑经络,因此口腔疾病可通过辨证施膳进行防治。

一、施膳原则

"注重整体""辨证施膳"。即在运用药膳时,首先要全面分析患者的体质、健康状况、患病性质、季节时令、地理环境等多方面情况,判断其基本证型,然后再确定相应的食疗原则,给予适当的药膳治疗。

二、口腔疾病常用药膳食疗方

1. 萝卜饮 白萝卜 500g,切碎绞汁,加白糖适量调味,含漱口腔后徐徐咽下。适宜口腔溃疡兼胃脘胀痛、嗳气厌食者。

2. 竹心粥 新鲜竹叶卷心 15g,石膏 30g,粳米 100g,共煮粥,加冰糖适量后服食。适宜口腔溃疡红肿、口臭干渴、心情烦燥者食用。

3. 青泻茶 大青叶 10g,番泻叶 5g,白糖适量,共冲泡代茶饮用。适宜口腔溃疡且大便秘结者服用。

4. 莲子栀子汤 带心莲子 30g,栀子 15g,加冰糖适量,水煎,吃莲子喝汤。适宜于心脾积热所致口腔溃疡、灼口综合征、口臭干渴等。

5. 莲藕汤 莲子心 6g,藕 30g,水煎服。适宜于心脾积热所致口腔溃疡、灼口综合征、口臭干渴等。

6. 银耳莲子羹 银耳 25g,莲子 50g,冰糖适量。小火煮至银耳熟烂,加冰糖服食。适宜于口腔溃疡、口腔扁平苔藓、灼口综合征、干燥综合征等阴虚火旺者。

7. 蜂蜜水 蜂蜜 10ml,水 80ml,摇匀,含漱。适宜于口腔溃疡且大便秘结者服用。

8. 萝卜鲜藕汁 白萝卜数个,鲜莲藕 500g。将萝卜和藕捣烂,绞取汁,每日数次取适量含于口中,片刻咽下。适宜于心脾积热所致口腔溃疡、灼口综合征、口臭干渴等。

9. 猪肉蚝豉汤 蚝豉 50g,瘦猪肉 100g。加清水适量煲汤,用食盐少许调味,佐膳。适宜于虚火牙痛,口腔黏膜糜烂等。

10. 苁蓉羊肉粥 肉苁蓉 15g,羊肉 500g,粳米 50g,葱 10g,姜 10g。将肉苁蓉加水煮烂去渣,羊肉切片入砂锅内,先煮数沸,再加粳米,煮至米开汤稠后,加入葱、姜,再煮片刻停火,焖 5 分钟即可食用。适宜于肾阳虚牙齿失养者。

第五节 口腔疾病的预防

"治未病"是中医学强调的预防思想,代表着中医学的特色和精髓。其未病先防、将病防发、既病防变和病后防复的独特理论,在指导口腔疾病的防治中,将起到越来越重要的作用。

一、重视治未病

两千多年前《黄帝内经》就提出了"治未病"的思想,这完全符合现代医学提倡的预防为主的方针。《素问·四气调神大论》指出能治未病的医生为上工,这个预防为主的思想,对后世影响很大。它既能健体防老,又能预防疾病,是积极主动的。对口腔保健来说,更是如此。

从浓茶水漱口到氟素防龋,从揩齿、叩齿到早晚刷牙、饭后漱口、按摩牙龈等,都是积极预防龋病、牙周病的有力措施。

二、勤锻炼、慎起居

明代著名养生家冷谦,在《起居调摄》中提出了"十六宜",其中有面宜多擦,发宜多梳,齿宜常叩,口宜常闭,津宜常咽。所以坚持锻炼是预防口腔疾病的重要方法。

(一)齿宜常叩,津宜常咽

中医藏象学说认为,"齿为骨之余","肾藏精,主骨生髓",叩齿能够强肾壮骨,咽津能补益肾精,调养五脏,增强脏腑功能,常年坚持锻炼,可以祛病保健延年。有关叩齿咽津之法,大致可分为两种:

1. 赤龙搅海法

(1)姿势采用静坐、静卧、静站均可。宁心静气,调匀呼吸,鼻吸口呼,轻吐三口气,口唇轻闭。

(2)首先,上下门齿叩击9次,然后左侧上下牙齿叩击9次,右侧上下齿叩击9次,最后上下门齿再叩击9次。

(3)用舌头贴着上下牙龈、牙面来回搅动,顺时针9次,逆时针9次,左右各18次。搅舌后口中津液渐多,口含唾液用两腮做漱口动作36次。

(4)漱津后,将津液分3次缓缓咽下,在吞咽时,要意守丹田。

每次练叩齿咽津法3次,每日可练3次。

2. 结合练气功时,配合漱津咽唾。端坐,排除杂念,舌抵上腭,牙关紧闭,调息入静之后,唾液源源而来,待到唾液满口时,低头缓缓咽下,并以意念送入丹田。

(二)面宜多擦

浴面包括洗脸和按摩两个方面,其目的都是为了保持口腔颌面部的清洁卫生和维护其正常的生理功能。

1. 洗面　洗面是清洁卫生的一种良好习惯,其次数和水温、水质,应以达到促进颜面部皮肤、肌肉、颞颌关节等的血液循环,增进健康,提高抗病能力为准。

2. 摩面　两手自然并拢,从鼻翼两侧开始,上推至前额,然后两手分开,顺面颊推下,反复50次,自觉面部微热为度。摩面时还可配合鼓腮按摩。其方法是闭住口唇向外吹气,腮颊部便鼓起,这时用一手拇指和其他四指轻轻摩腮部,直至腮部发热为度。这对颊部肌肉和腮腺导管都有按摩保健作用。

3. 口宜常闭

睡而张口者,将引起牙周病,损伤牙齿等病症,对其他一些不良习惯如咬唇吮指,单侧咀嚼,咬紧牙等均须及时纠正,以达到预防口齿疾病的目的。《彭氏保论》曰:"凡夜非调气之时,常习闭口而睡为佳。口开即失真气,且邪从口入,使牙齿为出入之气所触,后必病齿。凡睡而张口者,牙齿无不早落,可以验之。"

三、注意饮食调理

1. 饮食温度应适宜　强调要冷热适宜,应避免过冷过热对口齿的不良刺激。

2. 少食膏粱厚味、炙煿甜腻之品,减少烟酒刺激。

3. 多进食保健食物　保健食物不仅有益全身健康,对口腔组织的生长发育、防病治病也是相当有益的。例如茶、动物肝脏、蜂蜜、人参、鸡蛋、大蒜、洋葱、蘑菇、芦笋、苹果、橘子、葡萄、海藻类和含纤维多的食物。

（李佳霖）

第三章

口腔中医临床检查诊法

中医对疾病的诊断都是通过"四诊合参"的方法,全面系统地了解病情,正确的对患者的病情做出判断。口腔疾病的诊断也是通过"望、闻、问、切"四诊的方法进行分析和判断,本章主要介绍与口腔关系密切相关的四诊内容。

第一节 口腔中医望诊

一、基本概念

望诊是观察患者形体、面色、舌体、舌苔,根据形色变化确定病位、病性。口腔中医望诊是指通过对口腔颌面部、口唇、牙齿、牙龈、舌体、舌苔等病损的颜色、形态的观察,根据形色变化确定口腔疾病的病位和病性。

二、望诊内容

（一）望面

1. 望色 主要观察面部颜色光泽变化,包括面部的青、赤、黄、白、黑五色变化与出现的部位,可反映脏腑气血的盛衰和病邪所在的部位。

（1）青色主寒证、痛证、瘀血、惊风。

（2）赤色主热证。

（3）黄色主虚证、湿证。

（4）白色主虚证、寒证、失血证。

（5）黑色主肾虚、水饮、瘀血。

2. 望形态　以望面部表情、色泽为主。

（1）面肿：即水肿发生于眼睑、头面,面部皮肤红肿热痛,多为风热火毒所致。

（2）面瘫：面部肌肉瘫痪,可见口眼歪斜,为风邪中络或络脉空虚,病多在阳明经。

（3）头颈强直：可为痉病的症状之一,由温病热盛动风或肝风内动所致,以实证为主。

（4）头项软弱：属小儿五软(头软、项软、手软、脚软、肌肉软)范畴,为先天不足、肾精亏损所致。

（5）瘿病：颈前下颌下结喉处有肿物如瘤,或大或小,可随吞咽移动,是瘿病,多因肝郁气结痰凝而致,或与地方水土有关。

（二）望口唇

1. 唇色变化　胃、大肠、肝、任、督、冲脉均有经络与口唇相连,脏腑病变可影响唇色的变化。

（1）唇色红润,说明气血调和、胃气充盛。

（2）唇色淡白为血虚,淡红为虚寒,深红为实热,青黑为气滞血瘀。

2. 形态变化

（1）口唇干裂为津液不足。

（2）唇干脱屑,为血虚、风燥、津伤。

（3）口唇肿胀,为风热搏结或风火蕴结、气滞血瘀所致。

（4）口唇发痒,色红肿胀,破裂流水,痛如火灼,名为"唇风",多由于胃火上蒸所致。

（5）唇上初结似豆,渐大如蚕茧,坚硬疼痛,难于进食,称"蚕唇"。属胃中积热,痰随火行,留注于唇。

（6）唇颤动,又称唇瞤,多为脾虚血燥或胃火挟风所致。

（7）口唇黏膜糜烂,称为"口糜",多由脾经湿热内郁或阳盛阴虚所致。

（8）黏膜上皮的破溃、缺损称为"口疮",多由心脾二经积热上蒸所致。

（三）望舌

1. 望舌质(体)

（1）望舌色

1）淡红舌：舌色白里透红,不深不浅,淡红适中,此乃气血上荣之表现,为正常舌色。

2）淡白舌：较正常舌色浅淡，主虚寒、阳虚、血虚、气血亏虚证。

3）红舌：舌色深于正常舌，主实热证，虚热证。

4）绛舌：舌色深红，主内热深重。

①外感热病，表示邪热深入营血，多见于热性病极期。

②内伤杂病，常见于久病，重病之人，多属阴虚火旺。

5）紫舌：舌见紫色，主病有寒热之分。

①绛紫色深，干枯少津，多系邪热炽盛，阴津两伤，血气壅滞不畅之证。

②淡紫色或青紫湿润，多因阴寒内盛，血脉瘀滞所致。

③舌上有紫色斑点，称为瘀斑或瘀点，多为血瘀之证。

（2）望舌形：主要观察舌质的荣枯老嫩以及形体的异常变化。

1）胖大舌：较正常舌体胖大，有嫩胖与肿胀之分。

①舌体胖嫩，色淡，多属脾肾阳虚，津液不化，水饮痰湿阻滞所致。

②舌体肿胀满口，色深红，多是心脾热盛。

③舌肿胖、色青紫而暗，多见于中毒。

2）苍老舌：舌质纹理粗糙，形色坚敛。舌质苍老者属实证。

3）瘦薄舌：舌体瘦小而薄，多为阴血亏虚。

①瘦薄而色淡者多是气血两虚。

②瘦薄而色红绛且干，多是阴虚火旺，津液耗伤所致。

4）娇嫩舌：舌质纹理细腻，其色娇嫩，其形多浮胖，称为娇嫩舌，多主虚证。

5）裂纹舌：舌面上有明显的裂沟，多因津液亏损所致。

①舌质红绛而有裂纹，多属热盛津伤，阴精亏损。

②舌色淡白而有裂纹，常是血虚不润的反映。

③正常人亦有裂纹舌者，在临床上无诊断意义。

6）齿痕舌：舌体边缘有牙齿痕迹，多因舌体胖大而受齿缘压迫所致；齿痕舌常与胖大舌同见，多属脾虚；舌质淡白而湿润，多为脾虚而寒湿壅盛。

7）芒刺舌：舌乳头增生、肥大，高起如刺、摸之棘手。根据芒刺所生部位，可分辨邪热所在脏腑。

①芒刺干燥，多属热邪亢盛，且热愈盛则芒刺愈多。

②舌尖有芒刺，多属心火亢盛。

③舌边有芒刺，多属肝胆火盛。

④舌中有芒刺，多属胃肠热盛。

（3）望舌态：主要观察舌体运动的变化。

1）强硬舌：舌体板硬强直，运动不灵活，屈伸不便，或不能转动，致使语言謇涩，称为"舌强"。若见于外感热病中，多属热入心包、痰浊内阻、壮热伤津、邪热炽盛；若见于杂病中者，多为中风征兆。

2）萎软舌：舌体软弱、伸卷无力，转动不便，是为舌痿。多属气血虚极，阴液亏损、筋脉失养所致。

①久病舌淡而痿，是气血俱虚。

②舌绛而痿，是阴亏已极。

③新病舌干红而痿者，则为热灼阴伤。

3）颤动舌：舌体震颤不定，不能自主。久病中见舌颤，属气血两虚或阳气虚弱；外感热病中见之，多属热极生风或虚风内动之象。

4）吐弄舌：属心脾有热。

①舌伸长，吐露出口外者为吐舌；可见于疫毒攻心，或正气已绝。

②舌时时微出口外，立即收回口内，或舌抵口唇上下或口角左右，称为弄舌。多为动风先兆，或小儿智能发育不良。

5）歪斜舌：舌体偏斜于一侧。多是中风或中风之先兆。

6）短缩舌：舌体紧缩不能伸长。多是危重症候的反映。

①舌淡或青而湿润短缩，多属寒凝筋脉。

②舌胖而短缩，属痰湿内阻。

③舌红绛干而短缩，多属热病津伤。

2. 望舌苔 舌苔是舌体上附着的一层苔状物，由胃气所生。正常舌象，舌体柔软，活动自如，颜色淡红，舌面铺有薄薄的、颗粒均匀、干湿适中的白苔。望舌苔，主要望苔色和苔质。

（1）望苔色：苔色主要有白、黄、灰、黑四种。苔色与病邪性质有关，观察苔色可以推断疾病的性质。

1）白苔：主表证、寒症。

①薄白苔：乃正常的舌苔。若感受外邪，病犹在表，尚未传里，仍可见薄白苔。

②舌淡苔白：常见于里寒证。

2）黄苔：主里证、热证。苔色越黄，反映邪热越重。

①淡黄为热轻，深黄为热重，焦黄为热结。

②黄苔主里证，若外感病，苔由白转黄者，为表邪入里化热的征象。

3）灰苔：主里热证、寒湿证。

①苔灰而润,多为寒湿内阻,或痰饮内停。

②苔灰干燥,多属热炽津伤,或阴虚火旺。

4)黑苔:主里证、主热极又主寒盛。

①苔黑而燥裂,甚则生芒刺,多为热极津枯。

②黑而润滑,多属阳虚寒盛。

(2)望苔质:主要观察舌苔的厚薄、润燥、腻腐、剥脱、有根无根变化。

1)厚薄:苔质的厚薄,以"见底"和"不见底"为标准,也就是透过苔能隐隐见到舌体的为薄苔,不能见到舌体的为厚苔。观察舌苔的厚薄,能帮助了解病邪的轻重及病情的进退。

①病情初起,病邪在表,病情较轻者,舌苔多薄。

②病邪传里,病情较重,内有食饮痰湿积滞者,则舌苔多厚。

③舌苔由薄增厚,表示病邪由表入里,病情由轻转重,为病进;由厚变薄,则表示邪气得以内消外达,病情由重变轻,多属病退。

2)润燥:正常舌苔是润泽的,为津液上承之证。舌苔由燥转润,往往是热邪渐尽或津液渐复之象,表示病情好转;若由润变燥,则表明津液已伤,热势加重,或邪从热化。

①苔面干燥,望之枯燥,扪之无津,称为燥苔,更甚者有粗糙刺手感觉的又称糙舌,是津液不能上承所致,多见于热盛津伤或阴液亏耗的病证。

②苔面有过多水分,扪之滑利而湿,称为滑苔,多是水湿内停之证。

3)腻腐

①腻苔是舌面上覆盖着一层浊而滑腻的苔垢,颗粒细腻而致密,刮之难去,多见于湿浊、痰饮、温湿、食积等病症。

②腐苔,苔质颗粒较大,松软而厚,形如豆腐渣堆积舌面,刮之易脱,多由阳热有余,蒸腾胃中浊气上升而成,常见于食积、痰浊等病。

4)剥落

①舌苔骤然退去,不再复生,以致舌面光滑如镜,即为光剥舌,又叫"镜面舌",是胃阴枯竭,胃气大伤的表现。

②舌苔剥落不全,剥落处光滑无苔,称为"花剥舌",也属胃的气阴两伤之候。

③舌苔花剥而兼有腻苔者,说明痰浊未化,正气已伤,病情较为复杂。

5)有根与无根:观察舌苔之有根、无根对辨邪正虚实,胃气的有无有着重要意义。

①舌苔坚敛而着实,紧贴着舌面,刮之难去,舌与苔如同一体,苔似从舌里长出来的,即为有根苔,又叫真苔;多为实证、热证,表示有胃气。

②舌苔不着实,似浮涂在舌上,刮之即去,不是从舌上长出来的,则为无根苔,又叫假苔。多见于虚证、寒证,表示胃气已败。

3. 舌诊的方法与注意事项

（1）舌诊的方法、技巧

1）患者体位:采取坐位或仰卧位,面向光源。医师的姿势可略高于患者,保证视野平面略高于患者的舌面,以便俯视舌面。

2）伸舌的姿势:自然伸舌,舌体放松,舌面平展,舌尖略向下,舌体充分暴露。要尽量张开口,昏迷患者,可用压舌板撬开口,或用开口器,总之,应充分暴露舌象。

3）望舌的顺序:首先是总体望舌,如观察整个舌体的色泽、胖瘦、运动等。然后按照舌尖、舌中、舌边、舌根的顺序依次观察舌质、舌苔,最后观察舌下络脉。

4）揩舌或刮舌验苔:当舌苔过厚,或者出现与病情不相符合的苔质、苔色,为了确定其有根、无根,或是否染苔等,可结合揩舌或刮舌方法,也可直接询问患者在望舌前的饮食、服用药物等情况,以便正确判断。

①揩舌:医师用消毒纱布缠绕于右手示指两圈,蘸少许清洁水,力量适中,从舌根向舌尖揩抹 3~5 次。

②刮舌:医师用消毒的压舌板边缘,以适中的力量,在舌面上,从舌根向舌尖刮 3~5 次。

5）观察舌下络脉:嘱患者尽量张口,舌尖向上腭方向翘起并轻轻抵于上腭,舌体自然放松,舌下络脉充分暴露。先观察舌系带两侧大络脉的颜色、长短、粗细,有无怒张、弯曲等异常改变,然后观察周围细小络脉的颜色和形态。

（2）舌诊的注意事项

1）光线:以充足而柔和的自然光线为好,要避开有色门窗和周围反光较强的有色物体,以免舌苔颜色出现假象。

2）姿势:伸舌过分用力、舌体紧张卷曲,都会影响舌体血液循环而引起舌色改变,出现假象。

3）时间:医师望舌时要求做到迅速敏捷,全面准确。一次望舌的时间一般不超过 30 秒。如果一次判断不清,可令患者休息 1~3 分钟后重新望舌一次。

4）饮食

①食物的反复咀嚼摩擦，可使舌质偏红、厚苔转薄；饮水时舌面可见湿润。

②辛辣刺激食物可使舌色由淡红转红，由红转绛；食冷饮可使舌色变成淡紫色。

③某些食物或药物，会使舌苔染色，出现假象，称为"染苔"。如乳儿哺乳，或饮用牛奶之后，大都呈白苔。

④食用花生、瓜子、杏仁、豆类等富含脂肪的食品，往往在短时间内，使舌面附着黄白色渣滓，似腐腻苔。

⑤疑似染苔，除刮舌一法之外，也可令患者以温水漱口，除去饮食渣滓及染色。

5）口腔因素

①牙齿残缺，可造成同侧舌苔偏厚。

②义齿修复可使舌边留有齿痕。

③因鼻塞而张口呼吸，或睡觉时张口呼吸者，舌苔偏干燥。

6）就诊习惯

①在望舌之前医师应先嘱患者精神放松，自然伸舌，不要特意吞咽口水。

②对有刮舌习惯的患者，应交代其下次就诊前，不要刮舌。

7）注意舌象的生理差异

①儿童阴阳稚嫩，脾胃尚弱，舌质纹理多细腻而淡嫩，舌苔偏少易剥落。

②老年人精气渐衰，脏腑功能渐弱，气血运行迟缓，舌色较暗红。

③女性经前期可以出现蕈状乳头充血而舌质偏红，或舌尖部的点刺增大，月经过后可恢复正常，属生理现象。

8）季节影响

①夏季暑湿较盛，舌苔多厚，或有淡黄。

②秋季燥气当令时，苔多薄而干。

③冬季严寒，舌常湿润。

④有病之舌象，冬夏之转归与预后亦不同。

（四）望牙齿、牙龈

肾主骨，齿为骨之余。手足阳明经脉络于齿龈。所以，望齿、龈可测知肾与肠胃病。特别对温病辨证，更有重要的意义。

1. 正常人牙齿洁白润泽，齿根坚固，说明肾气充盛，津液充盈。

2. 牙齿干燥为热盛伤津，光燥如石为阳明热盛，燥如枯骨为肾阴耗竭。

3. 牙齿松动稀疏,齿龈外露,多属肾虚。

4. 牙龈淡白为血虚,牙龈萎缩为胃阴不足或肾虚,牙龈红肿为胃火上炎。

5. 齿龈出血,痛而红肿者为胃热所致,不痛不红而微肿多为肾虚或气虚所致。

（五）望涎与唾

1. 口角流涎不能自主,质清量多,以脾虚为主。

2. 口流浊涎黏稠,则为脾胃湿热。

3. 小儿流涎可因虫积、胃热引起。

4. 吐出唾沫而量多,多因胃寒、食积或肾虚水泛而致。

5. 多唾也可见于肾寒、肾虚证。

（六）望脓液

脓液为皮肉的液状腐败物,多见于外科疮疡。

1. 脓色黄白质稠,色泽鲜明,为气血充盛而排邪外出。

2. 脓色黄白质稀,色泽明净,为疮疡顺证,是正气胜邪的表现。

3. 脓黄浊质稠,色泽不净,为火热内盛。

4. 脓色绿黑,质稀,为毒邪内陷,病情深重。

第二节 口腔中医闻诊

一、基本概念

闻诊包括听声音和嗅气味两个方面。前者是凭借医者的听觉器官,从患者的语言、呼吸以及咳嗽等声音中进行辨别;后者是凭借医者的嗅觉器官,来分辨从患者的体肤、口鼻气息及大小便等各种排泄物中所散发的气味。

二、闻诊内容

（一）听声音

1. 舌系带太短,影响舌尖运动,导致发声不清。

2. 腭裂患者,腭咽闭合不全,造成发音困难。门齿缺失,语音不清。

3. 声音重浊而粗、高亢洪亮、烦躁多言,见实证和热证。

4. 声音轻清、细小低弱、静默懒言，见虚证和寒证。

5. 声音嘶哑，见于新病骤起，多为外感风寒或风热犯肺。

6. 声音重浊，见于久病形瘦体弱者，多为肺肾阴亏，或虚劳之证。

（二）嗅气味

1. 口腔发出臭气除因黏膜或龈肉坏疽性溃烂，或癌肿坏死等外，多数情况下为内科情况所致。

2. 如闻及口腔脓液时，因脓为气血所化，故脓液的气味和质地薄厚除了反映病变局部的状态外，还反映患者脏腑气血的盛衰。

1）一般无特殊臭味辨识病轻浅，脏腑气血尚充，疾病预后较好。

2）有恶臭，则起病急，病位深，病情重，有损骨之变，脏腑气血衰竭，预后较差。如遇有绿脓并有特殊臭味，为假铜绿单胞菌感染。

3. 口腔疾病的发生和全身的情况关系越来越密切，因此，在口腔疾病的闻诊中，也要注意全身情况的变化。

1）口气酸馊者胃有宿食。

2）口气臭秽者脾胃有热，或消化不良。

3）口气腐臭者，可为牙疳或内痈。

4）汗有腥膻味为湿热蕴蒸。

第三节　口腔中医问诊

一、基本概念

问诊主要围绕病损询问患者的有关情况，包括一般情况、生活习惯、家族史、既往史、发病过程以及现在症状。口腔科疾患大多数可以直接观察，但一些自觉症状，发病诱因等，仍需依靠患者的叙述才能了解。通过问诊所得的资料，有助于对疾病作出诊断并进行辨证。

二、口腔科问诊内容

（一）一问

一问：局部病损痛、痒、麻的情况。

1. 胀痛　痛时有胀感,常因外感风寒或恚怒伤肝,经脉挛急,气血运行不畅所致。单纯气滞者少,兼见血郁、湿滞。

2. 窜痛　疼痛部位游走不定,常因经脉挛急使然。

3. 重痛　疼痛兼有重感,湿滞体表常见此证。

4. 刺痛　痛如针刺,可有外伤病史,属于血瘀。

5. 掣痛　经脉挛急而痛,常因寒证引起经脉拘挛而疼痛。

6. 冷痛　痛处觉冷或遇冷即痛,病性属寒。

7. 热痛　痛处灼热,是气郁化热,津凝成湿,血郁于络所致,病性属热。

8. 隐痛　局部微痛不休,多由局部气血微结不通,或糜烂久不愈合,或气血亏损不能温养经脉所致。见于多种慢性病。

9. 虚痛　精髓空虚而痛,病性属虚。气虚、血虚皆能引起。

10. 瘙痒　多见风、湿盛、虫淫、血虚受风所致。

11. 麻木　多由于气血运行不畅,或毒邪炽盛以致经脉阻塞而成。

（二）二问

二问:口味的异常。

1. 口苦　属于心火上炎或肝胆湿热。

2. 口淡　属于脾胃虚寒,水湿内停。

3. 口臭　属于胃火炽盛、肠胃积滞。

4. 口甜或粘腻　属脾胃湿热。

5. 口中泛酸　属肝胃蕴热。

6. 口中酸馊　属伤食、肝胃郁热。

7. 口咸　多属肾病及寒证。

8. 口涩　多为燥热伤津、脏腑热盛。

（三）三问

三问:牙龈有无出血、溢脓。

1. 牙龈出血　多属胃火炽盛、阴虚火旺、气血亏虚等。

2. 牙龈溢脓　多属阳明湿热、外感热邪、肾虚火旺等。

（四）四问

四问:有无口舌干燥及舌运动障碍。

1. 口渴喜冷饮　属热盛伤津;多饮多尿属消渴。

2. 口渴喜热饮　属于寒湿内停气化受阻。

3. 口干不欲饮　属于阴虚。

4. 舌强硬 属于热毒瘀结。

5. 舌痿软 不能伸缩,气血亏虚。

（五）五问

五问:牙齿有无疼痛。

1. 牙齿疼痛,隐痛绵绵,伴齿摇不固,多为肾虚火旺。

2. 牙痛,痛如电掣,连及头额、两颊者,是为风痛,多为风邪引起。

3. 牙痛,若接触冷气冷物即痛,是为寒痛,多为寒邪引起。

4. 牙齿疼痛剧烈,伴口苦口臭,便秘,多属胃火上盛。

5. 牙痛为阵发性隐痛或钝痛,伴恶心呕吐,肢体沉重,多属阳明湿热。

第四节 口腔中医切诊

一、基本概念

切诊包括脉诊和按诊两部分;两者都是运用双手对患者体表进行触摸按压,从而获得重要辨证资料的一种诊察方法。

二、基本内容

（一）按诊

通过触摸病变局部来辨别其部位、性质和病因。

1. 辨部位 如患病在口外,要辨病在皮、脉、肉、筋、骨的哪一组织;在口内要求辨其病变部位属哪一个脏腑所受。

2. 辨性质 一般在口外病要求辨属阳证或阴证,在口内病要求辨属实证或属虚证。是炎症还是肿瘤。

3. 辨病因 如肿块其硬如石,则属恶毒邪阻、气郁血凝。其硬如馒头则属痰气交阻。其硬如指则为热胜肉腐,内已成脓。

4. 按诊在口腔疾病中的应用

（1）对肿瘤的按诊要求:应摸清肿块的部位、大小、形状、质地软硬,边缘是否整齐清楚,皮肤的温度、皮核是否相连,推之是否可移,压痛有无,程度如何,有否波动或搏动,与周围组织有无关系。

（2）对溃疡的按诊要求：应了解溃疡的部位,大小、深浅、形状、软硬、边界、根盘是否收束,以及引流是否通畅。

（3）对黏膜损害的按诊要求：应了解损害的质地,边缘是否清楚,有无压痛,局部温度,假膜是否剥脱,黏膜有否增厚以及对周围器官是否有影响,与齿咀嚼活动及其排列是否整齐有无关系。

（二）脉诊

脉诊是医师用手指对患者身体某些特定部位的动脉进行切按,体验脉动应指的形象,以了解健康或病情,辨别病证的一种诊察方法。

1. 辨别病证的部位　一般而言,脉浮多主表证,脉沉多为里证。

2. 判断病证的性质

（1）脉数多见于热证,有力为实热,无力为虚热。

（2）脉迟多见于寒证,有力为实寒,无力为虚寒。

3. 分辨邪正的盛衰　脉虚多为虚证,脉实多为实证。

4. 推断病证的进退

（1）久病而脉象和缓,或脉力逐渐增强,是胃气渐复,病退向愈的表现。

（2）久病气虚或失血、泄泻而脉象虚大,则多属邪盛正衰,病情加重的表现。

5. 脉诊内容

口腔科疾病同样要注意切脉情况,现将口腔中医常见相兼脉及其主证,列举如下：

（1）浮数脉：主外感风热邪毒所致的口疮、唇风、白塞病、扁平苔藓、急性疱疹性口炎、感染性口炎等。

（2）沉迟脉：主里寒证。黑毛舌可见此脉象。

（3）沉弦脉：主肝郁气滞或水湿内停。如盘状红斑狼疮、面痛、扁平苔藓等。

（4）沉细数脉：主阴虚内热或血虚所致的天疱疮、口疮、多形性红斑、日光性唇炎等。

（5）细数脉：主久病伤阴,虚热内生,虚火上炎。如干燥综合征、灼口综合征、口疮、口腔扁平苔藓等。

（6）弦数脉：主肝郁化火或肝胆湿热,肝阳上亢。如白塞病、灼口综合征等。

（7）滑数脉：主痰热、湿热或食积内热。如口腔黏膜白斑、单纯疱疹、唇风、口疮、口炎、念珠菌感染、天疱疮等。

（8）洪数脉：主气分热盛,多见邪实之证。如血管性水肿、过敏性唇炎、口疮、口糜等。

6. 脉诊部位

（1）寸口部位：寸口脉分为寸、关、尺三部。通常以腕后高骨（桡骨茎突）为标记，其内侧的部位关前（腕侧）为寸，关后（肘侧）为尺。两手各有寸、关、尺三部，共六部脉。寸关尺三部又可施行浮、中、沉三候。

（2）寸口分候脏腑

1）现在临床上通行的脏腑分候方法：

①左寸候心，右寸候肺，并统括胸以上及头部的疾病。

②左关候肝胆，右关候脾胃，统括膈以下至脐以上部位的疾病。

③两尺候肾，并包括脐以下至足部疾病。

2）以浮、中、沉分候脏腑的方法：

①左手浮取候心，中取候肝，沉取候肾。

②右手浮取候肺，中取候脾，沉取候肾（命门）。

7. 脉诊的方法

（1）时间：医师对患者诊脉的时间一般不应少于 50 次脉跳的时间。每次诊脉每手应不少于 1 分钟，两手以 3 分钟左右为宜。

（2）体位：诊脉时患者的正确体位是正坐或仰卧，前臂自然向前平展，与心脏置于同一水平，手腕伸直，手掌向上，手指微微弯曲。

（3）指法

1）布指：医患侧坐，左右交诊，中指定关，随按尺寸。医师下指时，先以中指按在掌后高骨内侧动脉处，称为中指定关，然后用示指按在关前（腕侧）定寸，用无名指按在关后（肘侧）定尺。小儿寸口部位甚短，一般多用"一指（拇指或示指）定三关法"，而不必细分寸、关、尺三部。

2）调指：臂长宜疏，身矮要密，指目候脉，三指齐平。切脉时布指的疏密要得当，要与患者手臂长短和医师的手指粗细相适应，患者的手臂长或医者手指较细者，布指宜疏，反之宜密。

3）运指：举轻按重，中取为寻，三指总按，一指单诊。指医师布指之后，运用指力的轻重、挪移及布指变化以体察脉象。常用的指法有举、按、寻、总按和单诊等。

①举法：指医师的手指较轻地按在寸口脉搏跳动部位以体察脉象。用举的指法取脉又称为"浮取"。

②按法：指医师手指用力较重，甚至按到筋骨以体察脉象。用按的指法取脉又称为"沉取"。

③寻法：寻即寻找的意思，指医师手指用力不轻不重，按至肌肉，并调节适当指力，或左右推寻，以细细体察脉象。用力不轻不重，按至肌肉而取脉，称为"中取"。

④总按：即三指同时用大小相等的指力诊脉的方法，从总体上辨别寸关尺三部和左右两手脉象的形态、脉位、脉力等。

⑤单诊：用一个手指诊察一部脉象的方法。主要用于分别了解寸、关、尺各部脉象的位、次、形、势等变化特征。

临床诊脉时一般三指均匀用力，但亦可三指用力不一，总按和单诊配合运用，以求全面捕获脉象信息。

（4）平息：医息调匀以息计数，五十脉动，脉始清晰。指医者在诊脉时要保持呼吸调匀，清心宁神，以自己的呼吸计算患者的脉搏至数。

8. 诊脉的注意事项

（1）脉诊环境：应该在安静的环境下进行，同时应注意调节室温，以确保患者在舒适环境中诊脉。

（2）患者情绪：患者必须平心静气，自然放松。如果急走远行或情绪激动时，应让其休息片刻，待其平静后方可诊脉，以避免干扰。

（3）脉诊体位：保持正确的脉诊体位，不要让患者坐得太低或太高，以保证手臂与心在同一水平上，不要佩戴手表或其他手饰诊脉，也不要将一手搭在另一手上诊脉，以避免脉管受到压迫。

（4）医师情志：医师应调匀呼吸，清心凝神，悉心从寸关尺、浮中沉体会患者的脉象。

（5）脉诊时间：平旦诊脉，或要求患者在相对安静适宜的环境中诊脉，每次诊脉保证时间，并可根据病情的需要适当延长。

（6）诊脉手指：在诊脉时，医师需注意修齐指甲，以避免对患者的损伤，同时也避免携带病菌；在天气寒冷时，医师应注意保持双手的温度，以减少对患者的刺激，避免对脉象的影响。

（黄小瑾）

第四章

口腔中医临床治疗技术操作常规

第一节　毫针技术操作常规

【概述】

毫针针刺是临床上运用最广的一种针刺方法,是在中医基本理论指导下,利用不同型号尺寸的金属制成的针具,采用一定的手法,刺激人体腧穴的一种操作技术。此法可通过刺激腧穴,激发经络之气,调整脏腑机能,以疏通经络、行气活血、调和阴阳、扶正祛邪,而达到防病治病的目的。

【适用范围】

毫针针刺技术适用于治疗各种痛症、痹症、脏腑功能失调性疾病,如三叉神经痛、颞下颌关节紊乱病、面瘫、牙痛等。

【禁忌证】

1. 患者在疲乏、饥饿或精神高度紧张时不宜针刺。

2. 皮肤有感染、溃疡、瘢痕或肿痛部位不宜针刺。

3. 有出血倾向及高度水肿者不宜针刺。

4. 孕妇的下腹、腰骶部、合谷、三阴交、昆仑、至阴等通经活络的穴位不宜针刺。

5. 小儿囟门未闭合时,头顶部的穴位不宜针刺。

【操作流程】

1. 核对　患者姓名、性别、年龄、诊断、医嘱内容。

2. 评估　患者当前主要临床表现、既往史、有无感觉障碍、对疼痛的耐受程度、体质、针刺取穴部位的皮肤情况、心理状况。

3. 告知　操作目的、过程、可能出现的不适感、针刺意外情况及注意事项。

4. 用物准备　一次性毫针、皮肤消毒液、消毒棉签、无菌干棉球、弯盘、速干手消毒液、毛巾毯（必要时）、屏风（必要时）。

5. 操作步骤

（1）操作者洗手、戴口罩，推车携用物至床旁，做好解释工作，并再次核对医嘱。

（2）协助患者选择合适体位，暴露针刺部位，注意保暖以及保护患者隐私。

（3）遵医嘱选择穴位，并消毒局部（穴位）皮肤，消毒范围：进针点中心周围直径 5cm。操作者用速干手消毒液消毒双手。

（4）选择尺寸合适的毫针，根据针刺部位，选择正确的进针方法、手法。

（5）通过提插、捻转毫针的方法，同时询问患者感觉，得气后调节针感，并留针 20~30 分钟，告知患者治疗期间的相关注意事项，观察针刺过程中的反应，并做好记录。

（6）出针：一手持干棉球按压住针孔周围的皮肤，另一手轻微捻转针柄，将针退至皮下，然后迅速拔出，以防出血。若有出血则使用干棉球按压出血点，待止血后丢弃棉球。

（7）检查针数，防止遗漏，做好记录。

（8）整理床单，协助患者取舒适体位休息。

（9）操作后再次核对。

6. 记录

（1）针刺后局部皮肤情况。

（2）留针时间、进针数目、出针数目。

（3）患者针刺期间的反应及病情变化。

（4）异常情况、处理措施及效果。

【注意事项】

1. 告知患者如出现酸麻、胀痛、沉、紧、涩等感觉属正常针感。

2. 告知如出现疼痛、血肿、弯针、折针等情况不必惊慌，医护人员会妥善处理。

3. 严格无菌操作，按穴位深浅和患者胖瘦选择毫针，检查针柄有否松动、针尖有无弯曲、带钩等情况。

4. 正确运用进针方法、进针角度和深度，勿将针体全部刺入，以防折针。

胸胁、腰背部的穴位,不宜直刺、深刺,以免刺伤内脏。

5. 刺激强度因人而异,急性病、体质强者宜强刺激,慢性病、体质弱者宜弱刺激。

6. 针刺过程中,应密切观察患者反应,如出现头晕、目眩、面色苍白、胸闷、欲呕等晕针现象应立即停止操作并及时报告医师处理。

7. 针刺后告知患者不能随意活动针刺部位,以防出现弯针、断针等意外。

8. 出针时要核对穴位和针数,以免毫针遗留在患者身体。

第二节 耳穴技术操作常规

【概述】

耳穴疗法是用特制的不锈钢小针或王不留行籽,放入耳部穴位,固定留置较长时间,给局部以弱而较长时间的穴位刺激,调整经络脏腑功能,达到防病治病的效果。

【适用范围】

耳穴疗法适用于痛症,如颌面部手术后产生的伤口疼痛、颞下颌关节疼痛;各种神经痛,如三叉神经痛、牙槽神经痛,带状疱疹;炎症性疾病,如牙周炎、腮腺炎、面瘫;功能失调性疾病,如面肌痉挛、神经衰弱等。

【禁忌证】

1. 患者疲乏、饥饿或精神高度紧张时。

2. 耳部皮肤有感染、溃疡、冻疮伤者。

3. 有出血倾向及高度水肿者。

4. 对敷贴过敏者、习惯性流产者慎用。

【操作流程】

1. 核对 患者姓名、性别、年龄、诊断、医嘱内容。

2. 评估 患者当前主要临床表现、既往史、有无感觉障碍、对疼痛的耐受程度、体质、耳部取穴部位的皮肤情况、心理状况。

3. 告知 操作目的、过程、可能出现的不适及注意事项。

4. 用物准备 治疗盘、一次性揿针或王不留行籽、消毒棉签、镊子、弯盘。

5. 操作步骤

（1）操作者洗手、戴口罩，携用物至操作桌，做好解释工作，并再次核对医嘱。

（2）患者和操作者面对面端坐，选择患者的一侧耳朵观察。

（3）用消毒棉签消毒耳部皮肤，遵医嘱选择穴位，避免选择毛细血管清晰暴露的位置进行针刺。

（4）用镊子夹住揿针耳贴，将针尖对准穴位刺入，使环形针柄平附于耳部皮肤，按压耳贴使其更加牢固的紧贴皮肤，不易掉落。

用王不留行籽操作同法，将耳贴籽贴于所选穴位上，按压耳贴，一边按压一边询问患者有无酸、胀、痛等"得气"感。

（5）操作过程中，应密切观察患者反应，如有不适，暂停操作。

（6）操作完毕后，告知患者留针（籽）注意事项。

（7）再次核对医嘱，签字记录，收拾整理用物。

6. 记录

（1）耳穴留针（籽）后的皮肤情况。

（2）留针（籽）时间及数目。

（3）异常情况、处理措施及效果。

【注意事项】

1. 严格无菌操作原则，以防感染。

2. 告知患者耳穴留置时间，夏秋季气温高，一般留置1~2天，冬春季气温较低，一般留置3~5天。

3. 耳穴留置期间，每日可按摩耳贴2~3次，以加强刺激，增强疗效。耳贴处不可沾水，以免脱落以及局部皮肤感染。

第三节　头针技术操作常规

【概述】

头针又称头皮针，是在传统的针灸理论基础上发展起来的，它通过针刺头部的特定区域，以治疗各科疾病的一种微刺系统方法。具有简便易行，疗效显著，安全可靠等优点。头针的理论依据：一是根据传统的脏腑经络理论，二是根据大脑皮层的功能定位在头皮的投影，选取相应的头穴线。

【适用范围】

头针技术主要用于脑血管疾病的治疗，如中枢神经疾病引起的偏瘫、麻木、失语；各种神经痛，如三叉神经痛等；还可应用于外科手术的针刺麻醉。

【禁忌证】

1. 患者疲乏、饥饿或精神高度紧张时。

2. 头皮有感染、溃疡、瘢痕处不宜针刺。

3. 有出血倾向及高度水肿者。

4. 头部颅骨缺损处或开放性脑损伤部位。

5. 小儿囟门未闭合，骨缝尚未骨化时。

6. 有急性炎症、严重心脏病、心力衰竭、重度糖尿病、重度贫血者。

【操作流程】

1. 核对　患者姓名、性别、年龄、诊断、医嘱内容。

2. 评估　患者当前主要临床表现、既往史、有无感觉障碍、对疼痛的耐受程度、体质、针刺取穴部位的皮肤情况、心理状况。

3. 告知　操作目的、过程、可能出现的不适感、针刺意外情况及注意事项。

4. 用物准备　一次性毫针、皮肤消毒液、消毒棉签、无菌干棉球、弯盘、速干手消毒液。

5. 操作步骤

（1）操作者洗手、戴口罩，推车携用物至床旁，做好解释工作，并再次核对医嘱。

（2）协助患者取坐位或卧位。

（3）遵医嘱选择穴位，彻底消毒头部针刺穴位皮肤，消毒范围：进针点中心周围 5cm。操作者用速干手消毒液消毒双手。

（4）选择 1.5~2 寸长的不锈钢毫针，针尖与头皮呈 30° 左右夹角快速刺入头皮下，当针达到帽状腱膜下层时，指下感到阻力减小，此时调整进针角度，使针面与头皮平行继续捻转进针（根据不同穴区可刺入 0.5~1 寸）。

（5）运针：头针之运针只捻转不提插，为使针的深度固定不变及捻针方便起见，一般以拇指掌侧面与示指桡侧面夹持针柄，以示指的掌指关节快速连续屈伸，使针身左右旋转，捻转速度每分钟可达 200 次左右，进针后持续捻转

2~3 分钟,留针 5~10 分钟,反复操作 2~3 次即可,偏瘫患者留针期间嘱其活动肢体(重症患者可做被动运动),加强肢体的功能锻炼。观察针刺过程中的反应,并做好记录。

(6)起针:起针时,如针下无沉紧感,可快速抽拔出针,也可缓缓出针,起针后用消毒干棉球按压针孔片刻,以防止出血。若有出血则使用干棉球按压出血点,待止血后丢弃棉球。

(7)检查针数,防止遗漏,做好记录。

(8)整理床单,协助患者取舒适体位休息。

(9)操作后再次核对。

6. 记录

(1)针刺后局部皮肤情况。

(2)留针时间、进针数目、出针数目。

(3)患者针刺期间的反应及病情变化。

(4)异常情况、处理措施及效果。

【注意事项】

1. 头皮针的刺激强度较大,应注意防止晕针,尤其取坐位时,应随时注意观察患者的面色及表情,如有不适暂停操作。

2. 取坐位或卧位,依不同疾病选定刺激穴区。单侧肢体疾病,选用对侧刺激区;双侧肢体疾病,选用双侧刺激区;并可选用有关刺激区配合治疗。

3. 在头皮针治疗中常易发生滞针,即针刺入头皮后,行针困难,难以捻转进退。可适当延长留针时间,嘱患者身心放松,并在针体周围轻柔按摩,然后顺进针方向缓缓退出。

4. 头针留针时应注意安全,针体应稍露出头皮,不宜随意或盲目触碰留置在头皮的毫针,以免折针、弯针。

5. 中风患者,急性期如因脑出血引起有昏迷、发热、血压过高时,暂不宜用头针治疗,待病情及血压稳定后再行针刺治疗。如因脑血栓形成引起的偏瘫者,宜及早采用头针及体针结合治疗。

6. 头皮血管丰富,容易出血,起针时要用干棉球按压针孔片刻,如有出血及皮下血肿出现,可轻轻揉按,促使其消散。

7. 头发较密部位常易遗忘所刺入的毫针,起针时应反复检查,确保无针具遗留。

第四节　三棱针技术操作常规

【概述】

三棱针是用不锈钢制成针柄呈圆柱状,针身至针尖呈三角锥形,刃尖锋利的针具。用三棱针刺破患者身体上的一定穴位或浅表血络,放出少量血液,以达到促进局部气血运行、开窍泄热、活血祛瘀、疏通经络、消肿止痛目的的方法,叫做三棱针法,现代称为"放血疗法"。

【适用范围】

三棱针技术适用于各种实证、热证、瘀血、疼痛、急症昏厥、中暑及中风闭证等。

【禁忌证】

1. 患者在疲乏、饥饿或精神高度紧张时。

2. 有急性炎症及心力衰竭者。

3. 有出血倾向及高度水肿者。

4. 重度下肢静脉曲张者。

5. 身体瘦弱、气血亏虚者。

【操作流程】

1. 核对　患者姓名、性别、年龄、诊断、医嘱内容。

2. 评估　患者当前主要临床表现、既往史、有无感觉障碍、对疼痛的耐受程度、体质、针刺部位的皮肤情况、心理状况。

3. 告知　操作目的、过程、可能出现的不适感及注意事项。

4. 用物准备　治疗盘、无菌三棱针、消毒棉签、无菌干棉球、速干手消毒液、弯盘、罐(必要时)、毛巾毯(必要时)。

5. 操作步骤

(1)操作者洗手、戴口罩,携用物至床旁,做好解释工作,并再次核对医嘱。

(2)协助患者取合适体位,并暴露施针部位,注意保暖以及保护患者隐私。

(3)用消毒棉签消毒施针部位的皮肤或黏膜,操作者用速干手消毒液消毒双手。

（4）右手拇指、示指持针柄处，中指扶住针体后 1/3 处，以便于控制针刺深浅。针刺时可用左手捏住或崩紧施针部位皮肤，右手持针进行针刺，根据病情选择相应刺法。

1）点刺法：用针迅速刺入体表，随即将针退出的一种方法。多用于指、趾末端、舌底穴位。针刺前，在针刺部位上左右推按，使局部充血。然后右手持针，拇、示两指挟持针柄，中指紧贴针体，裸露针尖，对准所刺部位迅速刺入 1~2 分深，随即将针迅速退出，令其自然出血，或轻轻挤压针孔周围以利出血，最后用无菌干棉球按压针孔。

2）散刺法：即在病灶周围进行多点点刺的一种方法。根据病变部位的大小，可刺 10~20 针，由病变部位的外缘环形向中心点刺。针刺深度根据局部肌肉厚薄、血管深浅而定。本法还可与拔罐疗法配合，一般在本法应用后，再局部拔罐，以加大出血量。

3）挑刺法：用三棱针刺入治疗部位皮肤，再将其筋膜纤维挑断的方法。针挑前先用左手按压施术部位的两侧，使其皮肤固定，右手持针，将腧穴或反应点的表皮挑破，深入皮肉，将针身倾斜并轻轻地提高，挑断部分纤维组织，出针后令其自然出血，或轻轻挤压针孔周围；或配合拔罐疗法加大出血量，最后对施针处皮肤进行消毒，覆盖敷料。

（5）操作过程中，应密切观察患者反应，如有不适，暂停操作。

（6）操作完毕后，告知患者注意事项，协助患者整理衣着，取舒适体位休息。

（7）再次核对医嘱，签字记录，收拾整理用物。

6. 记录

（1）针刺前后局部皮肤情况以及出血情况。

（2）异常情况、处理措施及效果。

【注意事项】

1. 严格执行无菌操作原则，以防感染。

2. 熟悉解剖部位，切勿刺伤深部大动脉。

3. 点刺、散刺时，针刺宜浅，手法轻快，出血不宜过多。

4. 如误伤动脉出血，用棉球按压止血，或配合其他止血方法。

第五节　水针技术操作常规

【概述】

　　水针又称腧穴注射、穴位注射,是中西医结合的一种新技术,它是根据所患疾病,按照经络穴位的治疗作用和药物的药理作用,选用相应的腧穴、压痛点,或皮下反应物,将药液注入,以充分发挥腧穴和药物对疾病的综合作用,从而达到治疗疾病目的的一种方法。由于应用药液剂量较常规小,故又名小剂量药物穴位注射。

【适用范围】

　　水针技术适用于各种原因引起的痛症,如颞下颌关节疼痛、颈肩关节疼痛、神经性痛、灼口综合征、更年期综合征以及口、咽、舌疾病等。

【禁忌证】

　　1. 药物过敏者禁用。

　　2. 患者疲乏、饥饿或精神高度紧张时慎用。

　　3. 局部皮肤有感染、溃疡、瘢痕或有出血倾向及高度水肿者。

　　4. 孕妇的下腹、腰骶部、三阴交、合谷等部位。

【操作方法】

　　1. 核对　患者姓名、性别、年龄、诊断、医嘱内容。

　　2. 评估　患者当前主要临床表现、既往史、药物过敏史、有无感觉障碍、对疼痛的耐受程度、体质、注射部位的皮肤情况、心理状况。

　　3. 告知　操作目的、过程、可能出现的不适感、针刺意外情况及注意事项。

　　4. 用物准备　治疗盘、一次性麻药空针、药物、无菌注射液(配药用)、消毒棉签、无菌干棉签、弯盘、毛巾毯(必要时)、屏风(必要时)。

　　5. 操作步骤

　　(1)环境符合无菌操作条件,温度适宜。操作者洗手、戴口罩,推车携用物至床旁,做好解释工作,并核对医嘱。

　　(2)按穴位取合适体位,暴露注射部位,注意保暖及患者隐私。

　　(3)遵医嘱定位穴位,并用消毒棉签消毒注射部位皮肤,待干。消毒范围:进针点周围直径 5cm。

（4）迅速抽吸药液,排尽空针内空气。

（5）进针前再次核对患者姓名、注射药物、剂量及注射穴位。

（6）嘱患者放松,深呼吸,操作者一手拇指及中指绷紧局部皮肤,另一手持针,针尖对准穴位,迅速刺入皮下,上下提插并询问患者反应,得气后,回抽无血,再将药液缓慢注入。若药液较多,可先推入部分药液后,将针头稍微提起再注入余药。

（7）药液注射完毕后将针头轻提至皮下再快速拔出针头,同时用干棉签轻压针孔片刻,防止出血及药液渗漏。

（8）使用后的用物分类处理,签字并做好记录,协助患者取舒适卧位,整理床单。

6. 记录

（1）注射部位的皮肤情况、注射穴位、注射药物、剂量及患者用药后反应。

（2）异常情况、处理措施及效果。

【注意事项】

1. 注意药物的性能、药理、剂量、性质、有效期、配伍禁忌、副作用及过敏反应。凡能引起过敏反应的药物,必须先做皮试。副作用严重的药物不宜采用;刺激性强的药物应慎用。

2. 颈项、胸背部注射时,切勿过深,药物也必须控制剂量,注射宜缓慢。避开神经干、以免损伤神经。

3. 避开血管、注射时回抽有血,应重新注射。一般药物不注入关节腔、脊髓腔。

4. 注射部位出现疼痛、酸胀属正常感觉。年老体弱者,选穴须少,剂量酌减。

5. 注射器、针头及注射部位,要严格消毒以免感染。

第六节　针刀技术操作常规

【概述】

针刀技术是在中国古代九针的基础上,结合现代医学外科用手术刀而发展形成的,是与软组织松解手术有机结合的产物。针刀是由针刀柄、针刀体和针刀刃三部分组成,能够切割、分离病灶组织,具有疏通经络的作用。

【适用范围】

针刀技术主要适用于软组织损伤性病变和骨关节病变,如颞下颌关节病、面肌痉挛、颈椎病及腰椎病等。

【禁忌证】

1. 疲乏、饥饿或精神高度紧张、全身发热或感染,严重内脏疾患的发作期。

2. 女性患者月经期、妊娠期及产后慎用。

3. 瘢痕体质,施术部位皮肤有红肿热痛或深部脓肿坏死者。

4. 血友病、血小板减少症及其他凝血功能不全、恶性贫血者。

5. 施术部位有重要神经、血管,或有重要脏器而施术时无法避开者。

6. 严重心脑血管病变者。

7. 恶性肿瘤患者、结核病患者及疑有结核病史者。

8. 严重糖尿病,血糖未控制在正常范围,皮肤破溃不易愈合者。

9. 严重骨质疏松,多处骨折者。

【操作流程】

1. 核对　患者姓名、性别、年龄、诊断、医嘱内容。

2. 评估　患者当前主要临床表现、既往史、药物过敏史、有无感觉障碍、对疼痛的耐受程度、体质、手术部位的皮肤情况、心理状况。

3. 告知　操作目的、过程、可能出现的不适感、针刀术意外情况及注意事项。

4. 环境准备　针刀治疗室提前1小时用三氧消毒仪消毒,静置半小时后,方可做术前铺巾准备。

5. 用物准备　治疗盘、一次性针刀、麻药空针、麻醉药物、碘伏、无菌纱布、消毒棉球、无菌干棉球、无菌干棉签、甲紫(定位标记用)、弯盘、无菌洞巾、毛巾毯(必要时)。

6. 操作步骤

(1)核对患者信息,取得患者同意以及配合后,患者更换手术服,进入针刀治疗室。

(2)协助患者取适宜术式体位,暴露手术部位,注意保暖并用碘伏消毒液进行第一次手术部位皮肤消毒。消毒范围:根据手术部位的不同,参见外科手术野皮肤消毒规范。

（3）消毒液待干后,用干棉签蘸取甲紫进行定位。

（4）定位完成后,再次用碘伏消毒液消毒手术部位皮肤,待干后,铺无菌洞巾,手术部位应暴露在洞巾中心。

（5）操作者洗手,戴口罩、帽子,用速干手消毒液消毒双手,穿好手术衣、戴好无菌手套,再次核对患者信息,便可进行局部浸润麻醉。

（6）询问患者疼痛感觉,若患者无疼痛感,便可进行操作。

（7）操作者以示指和拇指捏住针刀柄,中指在针刀体的中上部位托住针刀体,无名指和小指置于手术部位的皮肤上并作为针刀刺入时的一个支撑点,将刀刃压在进针刀点上,使刀口线与重要血管、神经及肌腱走行方向平行。

（8）持针刀的拇指和示指捏住针刀柄,其余3指托住针刀体,稍加压力,使进针刀点处形成一个线形凹陷,将浅层神经和血管分离在刀刃两侧,继续加压,快速刺破皮肤,均匀推进至病灶部位。

（9）针对病损特点以及病灶部位,采用适宜的(纵行疏通、横行剥离、提插刀割、骨面铲剥、通透剥离)针刀刀法进行有效施术。

（10）每个针刀治疗点施术后,宜快速将针刀取出,并用无菌干棉球按压止血。

（11）针刀术结束后,确定每个手术点无出血及皮下血肿后,用无菌纱布覆盖手术部位。

（12）告知患者术后相关注意事项,并协助患者整理穿着,取合适体位休息。

（13）收拾整理用物,清点刀具数目,做好相关记录,并分类处理医疗垃圾。

7. 记录

（1）施术时间、施术部位皮肤情况、注射麻药用量、手术点及针具数量。

（2）术中剥离情况、出血情况、患者反应。

（3）异常情况、处理措施及效果。

【注意事项】

1. 取得患者本人同意,手术前,患者本人应签署相关知情同意书。

2. 局麻时应注意麻醉药物的反应。

3. 针刀术后,患者卧床半小时,防止施术部位出血。密切观察患者的生命体征,出现异常变化时,应及时对症处理。

4. 针刀术后,施术部位要保持清洁、干燥,防止局部感染,24小时后可去除覆盖的无菌纱布敷料。

5. 针刀治疗部位有毛发者需备皮。

6. 若患者在手术过程中出现晕针刀现象,应立即停止治疗,将针刀迅速取出,用无菌纱布按压覆盖手术部位。让患者平卧,头低足高位,松开衣领,做好保暖。给予温热水或葡萄糖水饮用,并针刺或按压水沟、合谷、内关穴。

7. 术前必须仔细检查针刀有无锈蚀、裂纹,在操作时一定告知患者不可随意更改体位,以免发生断针。如若发生断针,一定保持冷静,并嘱患者保持原有姿势,防止残端向肌肉深层陷入。若断裂刀体残端露出在皮肤外,可直接用镊子钳出。若针刀体残端与皮肤在一个平面或稍低,但仍能看到残端,可用拇指和示指按压针刀刺入点周围皮肤,使周围皮肤下陷,残端暴露出皮肤外,再用镊子钳出。若针刀体残端完全没入皮下,且残端下是坚硬骨面,则用力下压针刀刺入点周围皮肤,借助骨面的反作用力将刀体残端顶出皮肤;若刀体残端下面是软组织,可捏住局部肌肉,并将残端向上托出;若刀体残端很短,埋入肌肉深处,体表无法触及,应采用外科手术方法取出。手术宜就地进行,不宜挪动移位。必要时,可借助 X 线定位,待确定刀体残端后再用外科手术法取出。

8. 针刀术中及术后若发现浅表血管有破裂出血,立即用消毒干棉球按压3~5 分钟。手术部位有深部血肿,则立即冰敷血肿处,确定血肿未继续扩大,24 小时后可热敷患者,帮助促进血肿吸收。

第七节 针刺麻醉技术操作常规

【概述】

针刺麻醉术是通过针刺穴位达到手术麻醉效果的新技术,又称"针刺经络穴位麻醉",简称"针麻"。针麻是根据手术部位、手术病种等,按照循经取穴、辨证取穴和局部取穴原则进行针刺,在获得麻醉效果后,使患者在清醒状态下施行外科手术的一种麻醉方法,具有镇痛及抗创伤性休克的作用。优点在于使用安全、并发症少、术后伤口疼痛轻等,但也存在镇痛不全、肌肉松弛不佳等问题。

针麻类型可分为应用单一方法刺激经穴的单一麻醉和采用以针刺麻醉为主、药物麻醉为辅相结合的复合麻醉。

【适用范围】

复合麻醉适用于口腔颌面部手术和牙槽手术。对麻醉药物过敏者可采用单一麻醉。

【禁忌证】

1. 凡针刺治疗中视为禁忌的患者。

2. 惧怕针刺,顾虑重重,精神紧张,术前预测针刺效果欠佳者。

3. 精神系统疾病如痴呆、精神分裂症等。

4. 病灶复杂、广泛粘连、需做术中广泛探查者慎用。

【操作流程】

1. 核对　患者姓名、性别、年龄、诊断、术前签署的各种知情同意书、麻醉类型、麻醉方式、麻醉穴位。

2. 评估　患者当前主要临床表现、既往史、药物过敏史、有无感觉障碍、对疼痛的耐受程度、体质、心理状况。

3. 告知　针刺麻醉过程中可能出现的不适感、针麻术意外情况及注意事项。

4. 用物准备　皮肤消毒液、一次性毫针、无菌治疗巾、无菌手套、无菌干棉签、无菌干棉球、速干手消毒液、弯盘、一次性麻药空针、相关辅助药物。

5. 操作步骤

（1）协助患者更换清洁手术衣进入手术间,操作者和助手洗手,穿一次性无菌手术衣、戴口罩、帽子,协助患者取利于操作的舒适体位,再次核对。

（2）正式施术前,先在患者身上选穴进行1~3次试针,以了解"得气"情况和对针刺的耐受力,以便在手术时采用适当的刺激方法给予适当的刺激量。

（3）选穴,其原则是选容易得气(以酸胀重的感应为佳),不痛,不出血的腧穴。

（4）穴位选定好以后,进行皮肤消毒,待干后,进行针刺,根据病情以及针刺麻醉的需要选择最佳的刺激方法。同时可配合使用一些镇静、镇痛药物。

1）手法运针:常用捻转或提插捻转的手法。运针频率每分钟120~200次为宜,捻转角度一般为90°~360°,提插幅度为5~10mm。要求始终处于"得气"状态。手法运针应均匀稳定地进行,可以根据术者指下感觉调整刺激强度。

2）电针:一般用密波为主,刺激量以患者能耐受的中等刺激强度为宜。

3）水针:常与手法运针或电针配合使用。

（5）进针后,对穴位预先进行一段时间刺激,作为诱导。诱导时间一般为

20~30分钟。

（6）外科手术前5分钟对重点穴位进行运针,并予以留针,核对好留针数目,做好记录。

（7）评估患者麻醉效果,若针刺麻醉已达到理想作用,方可进行下一步外科手术治疗。若外科手术中,需要用药物来加强针麻效果,须遵医嘱进行。

（8）留针患者,待外科手术结束后再起针,核对数目,做好术中针刺麻醉效果的相关记录。

6. 记录　针刺麻醉开始时间、针刺穴位、刺激方式、辅助药物、留针数目、针刺麻醉效果、患者的耐受时间、生命体征以及针刺麻醉过程中遇到的突发情况和不良反应。

【注意事项】

1. 针刺操作均以患者耐受且较舒适的中度刺激为宜。切勿追求过强刺激,否则会影响针麻效果。

2. 针刺麻醉手术过程中,患者始终处于清醒状态,环境保持安静,避免引起患者烦躁不安,影响针麻效果。

第八节　艾灸疗法操作常规

【概述】

艾灸法简称"灸法"或"灸疗",是一种用艾绒制成的艾炷或艾条,燃烧后,放置在腧穴或病变部位,借灸火的温和热力和药物的作用透入肌肤,通过经络的传导作用,深入脏腑,达到温通经络、调和气血、扶正祛邪的治疗方法。也有调整生理功能,增强抗病能力,健身健体之功效。

【适用范围】

艾灸法适用于各种慢性虚损性疾病,免疫功能低下,以及由风、寒、湿等邪气侵袭导致的疾病,如各种痛症,感觉、运动功能障碍。

【禁忌证】

1. 过饱、过饥、过劳、酒醉、情绪异常者慎用。

2. 高热、不明原因吐血、中风热闭以及肝阳上亢者均不适宜。

3. 头面部、重要脏器、大血管附近的穴位,尽量避免用艾条直接灸。

4. 化脓部位慎用,孕妇小腹部禁灸。

【操作流程】

1. 核对　患者姓名、性别、年龄、诊断、医嘱内容。

2. 评估　患者当前主要临床表现、既往史,有无皮肤感觉障碍。

3. 告知　操作目的、过程、可能出现的意外情况及注意事项。

4. 用物准备　治疗盘、艾条(或艾绒)、灸盒、酒精灯、无菌纱布(隔热用)、锡箔纸(隔热用)、毛巾毯(必要时)。

5. 操作步骤

(1)核对患者后,协助患者选择合适体位,按照先上部,后下部,先背部,后腹部,先头身,后四肢,先阳,后阴的施灸顺序暴露需要治疗的部位。暴露施灸部位时注意保护患者隐私。

(2)将艾条用火点燃,使用酒精灯时,按照酒精灯使用规范操作,避免烧伤。

(3)根据患者病情、治疗部位和腧穴的不同,选择最合宜的灸疗方法。

1)盒灸:用2层纱布覆盖在施灸部位,将点燃的艾条放入灸器上的安放孔,燃端距离施灸部位皮肤3~4cm,以免温度上升后灼烧皮肤。每次20~30分钟,以施灸部位出现红晕为度。

2)温针灸:将艾条切至1~2cm小段,一端点燃,并在燃端中心处留一小孔,将艾条插入针柄之上,艾条燃端应距离皮肤3~4cm,皮肤表面应覆盖隔热锡箔纸,避免艾灰掉落,灼伤患者皮肤。每次20~30分钟,以施灸部位出现红晕为度。

3)温和灸:将点燃的艾条对准应施灸的穴位区域或患处,距离皮肤2~3cm,进行熏灸。每次灸10~15分钟,以施灸部位出现红晕为度。

4)回旋灸:将点燃的艾条在选定的穴位区域或患处做熏灸,至局部有灼热感,即可在此距离做平行往复回旋施灸。每次20~30分钟,以施灸部位出现红晕为度。

(4)告知患者操作过程中若出现不适感应及时反馈,特别是灼热感不能耐受时。

(5)治疗结束后,仔细观察施灸部位皮肤情况,收拾好用物,做好记录。

6. 记录

(1)记录操作时间、施灸部位及方法。

(2)施灸前后皮肤情况,效果以及评价。

（3）治疗过程中出现的意外情况和处理。

【注意事项】

1. 施灸后患者卧床休息 5~10 分钟,不宜马上进行剧烈运动。

2. 施灸后皮肤出现红晕是正常现象,若艾条燃烧活力过猛,导致施灸部位皮肤出现水疱,则应根据水疱大小进行处理,较大水疱用消毒针刺破后待积液流出,再次消毒,防止感染,数日可痊愈。小水疱则涂抹少许烧伤软膏,无需特殊处理,待自行吸收即可。

第九节　推拿法操作常规

【概念】

推拿法又称穴位按摩法,是指通过特定手法作用于人体体表的特定部位或穴位的一种治疗方法,具有疏通经络、滑利关节、强筋壮骨、散寒止痛、健脾和胃、消积导泄、扶正祛邪等作用,从而达到预防保健,促进疾病康复的目的。

【适用范围】

临床上推拿法主要对于缓解各种急慢性疾病,功能性疾病效果甚佳,如面瘫、牙痛、头痛、肩颈痛、失眠等。

【禁忌证】

1. 严重心脏病及出血性疾病患者、妇女经期、孕妇腰腹、皮肤破损等部位禁止按摩。

2. 骨折、关节脱位、软组织损伤早期等部位禁止按摩。

3. 传染病患者慎重操作。

【操作流程】

1. 核对　患者姓名、性别、年龄、诊断、医嘱内容。

2. 评估　患者当前主要临床表现、既往史、体质、推拿部位皮肤情况、有无感觉障碍、对疼痛的耐受程度。

3. 告知　操作目的、过程,可能出现酸胀不适的情况,腰腹部推拿时,嘱患者先排空膀胱。

4. 用物准备　治疗盘、干棉签、皮肤介质、纸巾、速干手消毒液、毛巾毯（必要时）、屏风（必要时）。

5. 操作步骤

（1）患者取适宜操作的合适体位,协助松开衣着,注意保暖以及保护患者隐私。

（2）操作者洗手,用棉签蘸皮肤介质,涂于需要治疗的部位,以减少按摩时摩擦力带来的疼痛。常用皮肤介质:液体按摩油、姜油、滑石粉、药酒、姜汁等。

（3）根据患者的症状、发病部位、年龄及耐受性,选用适宜的手法和刺激强度,进行按摩。常用手法:按、摩、推、拿、揉、捏、颤、打等。推拿过程中,往往是多种手法相互配合进行的,一般不单独使用一种手法。

（4）操作过程中观察患者对手法的反应,若有不适,应及时调整手法或停止操作,以防发生意外。

（5）操作完毕后,用纸巾擦去患者皮肤上剩余的皮肤介质,并协助患者整理衣着,安排舒适卧位,做好记录。

6. 记录

（1）操作时间、治疗部位及操作手法。

（2）患者反应以及效果评价。

（3）不良反应及对症处理。

【注意事项】

1. 操作者指甲不超过指尖,避免损伤患者皮肤。

2. 手法应熟练、柔和、均匀、持久,运力能达组织深部。

3. 禁止用暴力和相反力,以防肌肉软组织损伤。

第十节 拔罐疗法操作常规

【概述】

拔罐疗法古称角法,又称吸筒法、拔罐法,是以罐为工具,利用燃烧排除罐内空气,造成负压,使之吸附于腧穴或病灶部位的体表,产生刺激,使被拔部位的皮肤充血、淤血,以达到通经活络、行气活血、消肿止痛、祛风散寒等防治疾病的目的。

【适用范围】

拔罐疗法适用于由风、寒、湿等邪气侵袭导致的病症,如面瘫、咀嚼肌功能紊乱、颈肩腰痛等。

【禁忌证】

1. 体质虚弱及凝血功能障碍患者、皮肤溃疡、水肿及大血管处禁止拔罐。

2. 孕妇腹部、腰骶部均不宜拔罐。

【操作流程】

1. 核对 患者姓名、性别、年龄、诊断、医嘱内容。

2. 评估 患者当前主要临床表现、既往史、有无感觉障碍、对疼痛的耐受程度、拔罐处皮肤情况、心理状况。

3. 告知 操作目的、过程、可能出现的不适感、并发症及注意事项。

4. 用物准备 治疗盘、火罐(玻璃罐、竹罐、陶罐)、止血钳、95%酒精棉球、打火机、毛巾毯(必要时)、屏风(必要时)。

5. 操作步骤

(1)备齐用物,携至床旁,核对患者姓名以及医嘱,做好解释工作,协助患者取合适体位。

(2)遵医嘱暴露拔罐部位,检查拔罐部位皮肤情况,注意保暖以及保护患者隐私。

(3)一手用止血钳夹住95%酒精棉球,用火点燃后,另一手持罐,将火源深入罐内中下端,绕1~2圈后迅速抽出,并迅速扣至所需拔罐的部位,使罐内负压吸附皮肤。依次进行,待稳定后方可离开,防止火罐脱落,留罐5~15分钟,留罐时要注意暴露部位的保暖。

(4)留罐过程中要随时观察火罐吸附情况和皮肤颜色,局部皮肤紫红色为度。

(5)起罐:一手夹持罐体,另一手拇指按压罐口皮肤,使空气进入罐内,即可起罐。

(6)操作完毕,协助患者整理衣着,整理床单,取舒适体位休息。

(7)清理用物,做详细记录。

6. 记录

(1)操作时间、治疗部位。

(2)患者拔罐前后治疗部位皮肤情况。

(3)不良反应及对症处理。

【注意事项】

1. 室温保持在22~25℃,冬季拔罐时注意保暖,留罐时盖好衣被。

2. 选择肌肉较厚的部位进行拔罐,骨骼凹凸不平和毛发较多处不宜拔罐。

3. 检查罐口是否光滑,有无裂痕。

4. 防止烫伤,拔罐时动作要稳、准、快,起罐时切勿强拉。

5. 起罐后,如局部出现小水疱,暂不必处理,待自行吸收。如水疱较大,消毒局部皮肤后,再用注射器吸出液体,保持干燥,必要时覆盖消毒敷料。

6. 使用过的火罐,均应清洁消毒处理,擦干后备用。

7. 告知患者由于罐内空气负压吸引的作用,局部皮肤出现与罐口大小相当的紫红色瘀斑,数日后可自行消散。

第十一节　刮痧疗法操作常规

【概述】

刮痧疗法是应用边缘钝滑的器具蘸取一定的介质,在患者体表一定部位或者穴位上的皮肤反复刮动,使局部皮下出现瘀斑或痧痕,使脏腑秽浊之气经腠理通达于外,从而促使气血流畅,达到防病治病的一种治疗方法。

【适用范围】

刮痧疗法适用于治疗夏秋之间的急性病症,如痧症、中暑、外感、头昏脑涨、发热咳嗽、风热喉痛及胃肠道疾病等。

【禁忌证】

1. 有严重心脑血管疾病、有出血倾向、肝肾功能不全,全身水肿、重度消瘦者、刮治部位皮肤不完整者禁用。

2. 眼、口唇、舌体、耳孔、鼻孔、乳头、肚脐、女性会阴部位、孕妇腹部和腰骶部、小儿囟门未闭合时头部禁用。

3. 急性扭伤、创伤疼痛部位、骨折部位禁用。

4. 有接触性皮肤传染病者禁用。

5. 过饱、过饥、过劳、酒醉者慎用。

【操作流程】

1. 核对　患者姓名、年龄、性别、诊断、医嘱内容。

2. 评估　患者当前临床表现、既往史、有无感觉障碍、对疼痛的耐受程度、体质,刮痧处皮肤情况。

3. 告知　操作目的、过程,可能出现的不适感、并发症及注意事项。

4. 用物准备　治疗盘、刮痧板、纱布、治疗碗内盛适量清水或刮痧油、速干手消毒液、毛巾毯(必要时)、屏风(必要时)。

5. 操作步骤

(1)操作者洗手、戴口罩,携用物至床旁,对患者做好解释工作,取得患者同意和配合。

(2)取合适体位,并暴露需要实施刮痧的皮肤,注意保暖和保护患者隐私,并查看皮肤完整情况。

(3)操作者用速干消毒液再次消毒双手,检查刮痧板边缘是否光滑,蘸取刮痧介质。

(4)刮痧板与选定部位皮肤保持 45°~90°,按照从上至下,由内到外的单一方向进行刮擦,如皮肤干涩,可用棉签将刮痧介质涂于操作部位皮肤上,再行刮擦,用力轻重以患者耐受为度,刮动次数 10~20 次,以皮肤出现红紫色斑点或斑块为度,禁用暴力。

(5)刮痧过程中随时注意询问患者有无不适感,观察病情及局部皮肤颜色变化,调节手法力度。

(6)操作完毕后,用清洁纱布擦去刮痧部位剩余的皮肤介质,协助患者穿衣以及取合适体位休息,收拾用物,做好记录。

6. 记录

(1)操作时间、治疗部位。

(2)患者一般情况和刮痧前后治疗部位皮肤情况。

(3)不良反应及对症处理。

【注意事项】

1. 用力均匀,勿损伤皮肤,对不出痧或出痧少的部位不可强求出痧。刮痧以患者耐受为宜。

2. 刮痧后避免刮擦部位受风寒,出痧后 30 分钟内忌洗凉水澡,饮食清淡,忌食生冷油腻饮食。

3. 出痧后注意休息,适当饮温开水、淡盐水或淡糖水。

4. 两次刮痧间隔时间以退痧为标准。

第十二节　湿敷疗法操作常规

【概述】

湿敷疗法是将药物浸泡、煎汤取汁,在用纱布蘸取浸透药液,挤去多余药液后,敷于患处的一种外治疗法,此法有减少渗出、收敛止痒、消肿止痛、控制感染、促进皮肤愈合等作用。

【适用范围】

湿敷疗法适用于各种急、慢性疾病,皮疹渗出较多或脓性分泌物较多的皮肤炎症,如唇炎;筋骨关节损伤病症,如颞下颌关节痛。

【禁忌证】

疮疡脓肿迅速蔓延、大疱性皮肤病、表皮剥脱松解症及对湿敷药物过敏者禁用。

【操作流程】

1. 核对　患者姓名、年龄、性别、诊断、医嘱内容。

2. 评估　患者当前主要临床表现、既往史、有无感觉障碍、体质、湿敷部位皮肤情况。

3. 告知　操作目的、过程、可能出现的不适感、并发症、注意事项。

4. 用物准备　治疗盘、湿敷药液、治疗碗、无菌敷布数张、无菌纱布数张、镊子2个、弯盘、橡胶单、一次性治疗单、屏风(必要时)。

5. 操作步骤

(1)遵医嘱配制熏洗药液,将敷布浸入药液中,温度一般在50℃左右。

(2)操作者洗手、戴口罩,备齐用物,携至床旁,做好解释工作,取得患者同意和配合,再次核对患者信息以及医嘱内容。

(3)协助患者取舒适体位,暴露需要湿敷治疗的部位,治疗部位下铺垫橡胶单、一次性治疗单,观察患处皮肤,注意保暖及保护患者隐私。

(4)用镊子夹出治疗碗内浸透好的药液敷布,拧干(以不滴药液为度)、抖开、折叠后敷于患处(温度38~43℃为宜)

(5)每隔5~10分钟用镊子夹取浸湿药液的纱布,将药液淋于敷布上,保持一定的温度和湿度,根据病情需要,每次湿敷30~60分钟。

（6）观察局部皮肤情况，询问患者有无不适感。

（7）操作完毕后，弃去湿敷处纱布、敷布以及一次性治疗单，取出橡胶单，并擦干局部药液。

（8）协助患者整理衣着，取舒适体位休息，整理床单，收拾用物，做好记录。

6. 记录

（1）治疗时间、湿敷药液、治疗部位。

（2）患者的一般情况和治疗前后患处皮肤情况。

（3）不良反应及对症处理。

【注意事项】

1. 注意保暖，防止受凉。

2. 湿敷面积需完全覆盖患处且大于患处面积。

3. 治疗过程中观察局部皮肤反应，如出现苍白、红斑、水疱、痒、痛、破溃等症状时，立即停止治疗。

4. 大面积应用湿敷治疗的患者，注意密切观察患者有无头晕、口麻、心悸、呕吐等不适症状，以防药物中毒反应。

第十三节　涂药疗法操作常规

【概述】

涂药疗法是将各种外用药物直接涂于患处，通过皮肤吸收作用，以达到祛风除湿、清热解毒、止痒镇痛等治疗效果的一种外治疗法。其剂型有水剂、酊剂、油剂及膏剂等。

【适用范围】

涂药疗法适用于溃疡性疾病，如口疮、单纯性唇炎等。

【禁忌证】

1. 婴幼儿眼面部慎用。

2. 药物过敏患者禁用。

【操作流程】

1. 核对　患者姓名、年龄、性别、诊断、医嘱内容。

2. 评估 患者当前主要临床表现、既往史、体质、涂药部位皮肤情况。

3. 告知 操作目的、过程、可能出现的不适感、并发症、注意事项。

4. 用物准备 治疗盘、涂擦药物、弯盘、无菌干棉签、镊子、0.9% 生理盐水棉球、无菌干棉球、无菌纱布、胶布、纱布绷带、橡胶单、一次性治疗单、屏风（必要时）。

5. 操作步骤

（1）操作者洗手，戴口罩、帽子，备齐用物，携至床旁，做好解释工作，取得患者同意和配合，再次核对患者信息以及医嘱内容。

（2）根据涂药部位，协助患者取合理体位，并暴露所需涂药治疗部位，注意保暖以及保护患者隐私。操作部位下铺垫一次性治疗单，酌情加垫橡胶单。

（3）镊子夹取 0.9% 生理盐水棉球，逐个擦拭清洁治疗部位皮肤。

（4）清洁皮肤后，用干棉签或镊子夹棉球（大面积涂药时）蘸取药物，并涂于患处，药物干湿度适宜，涂药厚薄均匀。

（5）必要时用纱布覆盖，绷带包扎后，胶布固定。

（6）涂药完毕，协助患者整理衣着，安排舒适体位休息。

（7）清理收拾物品，整理床单，做好记录。

6. 记录

（1）治疗时间、涂抹药物、涂药部位。

（2）患者的一般情况和治疗前后患处皮肤情况。

（3）不良反应和对症处理。

【注意事项】

1. 混悬液先摇匀后再涂药，霜剂则应用手掌或手指反复涂抹，使之渗入皮肤，水剂、酊剂用后须将瓶盖盖紧，防止挥发。

2. 涂药不宜过多、过厚，以防毛孔闭塞。

3. 刺激性较强的药物，不可涂于面部。

4. 用药后观察局部皮肤，如有丘疹、痒、肿胀等过敏现象，应停止用药，并将药物擦拭干净或清洗，遵医嘱内服或外用抗过敏药物。

第十四节 穴位贴敷疗法操作常规

【概述】

穴位贴敷疗法是将药物贴敷在穴位上,通过皮肤渗透作用到穴位达到治疗疾病的一种外治疗法。将带有刺激性的药物贴敷于穴位上,引起局部发泡、化脓称为"天灸"或"自灸",现代也称发泡疗法。将药物贴敷于神阙穴,通过脐部吸收或刺激脐部治疗的方法称为敷脐疗法或脐疗。

【适用范围】

穴位贴敷疗法适用于多种慢性病、免疫功能低下者,如口疮、慢性牙周炎、鼻炎等。

【禁忌证】

1. 对贴敷药物过敏、严重皮肤病、皮肤有破损、严重皮肤过敏患者禁用。

2. 严重心肺功能疾患、热性疾病、阴虚火旺者禁用。

3. 孕妇禁用。

【操作流程】

1. 核对 患者姓名、年龄、性别、诊断、医嘱内容。

2. 评估 患者当前主要临床表现、既往史、体质、贴敷部位皮肤情况。

3. 告知 操作目的,过程、可能出现的不适感、并发症、注意事项。

4. 用物准备 治疗盘、贴敷药物、敷贴、镊子、0.9% 生理盐水棉球、酒精灯、艾条、胶布(必要时)。

5. 操作步骤

(1)操作者洗手,戴口罩、帽子,备齐用物,携至床旁,做好解释工作,取得患者同意和配合,再次核对患者信息以及医嘱内容。

(2)根据贴敷部位,协助患者取合理体位,并暴露所需治疗部位,注意保暖以及保护患者隐私。

(3)镊子夹取 0.9% 生理盐水棉球,逐个擦拭清洁需要贴敷穴位皮肤,待干。

(4)酒精灯点燃艾条,并用艾条在需要贴敷的穴位上作温和灸,注意避免烫伤。

（5）用镊子将贴敷药物放入敷贴内,对准选定穴位粘贴,必要时可使用胶布加强固定,留置敷贴,告知患者注意事项。

（6）操作完毕,协助患者整理衣着,安排舒适体位休息。

（7）清理收拾物品,整理床单,做好记录。

6. 记录

（1）治疗时间、药物、贴敷部位。

（2）患者的一般情况和治疗前后患处皮肤情况。

【注意事项】

1. 贴敷期间饮食宜清淡,避免辛辣、刺激食物、海产品、冰冻食品及烟酒。

2. 贴敷当天避免受风寒,夏季不要贪凉,以免体内阴寒散发不畅,影响疗效。

3. 贴敷期间尽量避免出汗运动,以免敷贴脱落,影响疗效。

4. 告知患者贴敷药物期间,皮肤出现瘙痒、发热、微痛感觉属于正常的药物刺激作用反应,一般不做处理,实在耐受不了,可立即停止贴敷,将敷贴弃去。

5. 对初次行穴位贴敷的患者留置敷贴时间不宜过长,小儿一般 1~2 小时,正常人 4~6 小时即可。

第十五节　中医适宜技术在急救中的操作应用

中医急救是指运用中医理论、操作技术对患者出现的意外情况及急症进行初步救援及护理的措施。

一、点穴急救法

（一）点压合谷穴治晕厥

当患者因中暑、中风、虚脱等原因导致晕厥、面色苍白、大汗淋漓时,可用拇指掐捏患者的合谷穴,持续按揉 2~3 分钟,一般晕厥患者可恢复意识。

（二）点压至阳穴缓解心绞痛

患者心绞痛发作时,常伴有胸部压迫感和窒息感。可用硬币边缘按压至阳穴,持续按揉 3~6 分钟,缓解症状。

二、针刺急救法

（一）晕厥

取穴：合谷、人中、百会、少商。

治法：取头低足高位，注意保暖，保持呼吸道畅通。毫针刺合谷、人中二穴，捻转加提插，强刺激，不留针。随后再针刺百会、少商，轻度捻转，得气后留针，间歇运针，直至完全清醒。

（二）虚脱

取穴：足三里、内关穴。

治法：取头低足高位，毫针针刺结合灸法，针刺捻转补法，盒灸神阙、关元穴，以患者恢复吞咽功能为宜，并给予温热水服用。

（三）休克

取穴：人中、涌泉、足三里、肾上腺（耳穴）、皮质下（耳穴）。

治法：取休克卧位，注意保暖，并保持呼吸道通畅。毫针强刺激人中、涌泉二穴，留针，并间歇运针。再加针足三里穴，平补平泻，留针，并间歇运针。同时可在耳穴肾上腺、皮质下穴位埋针，并配合盒灸神阙、关元穴。针灸同时，也要积极进行对症急救措施，避免耽误患者病情。

（四）卒中

取穴：十宣、素髎、人中。

治法：立即平卧，注意保暖，并保持呼吸道通畅。十宣、素髎针刺放血3~5滴，一般患者可能会缓慢苏醒。若效果不佳，则再在十个脚趾头尖上针刺放血，并配合针刺人中穴，针尖向上斜刺，捻转强刺激，以促进患者苏醒。同时采取对症治疗，避免耽误病情。

（张沁玉　黄小瑾）

参考文献

1. 中华口腔医学会 . 临床诊疗指南　口腔医学分册 . 北京：人民卫生出版社，2016.

2. 林梅，李龙江 . 口腔感染疾病诊疗常规 . 天津：天津科学技术出版社，2005.

3. 李秉琦 . 李秉琦实用口腔黏膜病学 . 北京：科学技术文献出版社，2011.

4. 周学东 . 口腔内科学 . 北京：科学技术文献出版社，2010.

5. 梁新华，毛祖彝 . 口腔物理治疗学 . 成都：四川大学出版社，2013.

6. 陈谦明 . 口腔黏膜病学 . 第 4 版 . 北京：人民卫生出版社，2014.

7. 徐治鸿 . 中西医结合口腔黏膜病学 . 北京：人民卫生出版社，2008.

8. 夏涵，张玉萍 . 实用中医口腔病学 . 上海：上海中医学院出版社，1992.

9. 邓铁涛 . 中医诊断学 . 上海：上海科学技术出版社，2013.

10. 许济群 . 方剂学 . 北京：人民卫生出版社，2012.

11. 梁繁荣 . 针灸学 . 北京：中国中医药出版社，2012.

12. 范炳华 . 推拿学 . 北京：中国中医药出版社，2008.

13. 杜元灏 . 针灸治疗学 . 北京：人民卫生出版社，2012.

14. 王永钦 . 中医耳鼻咽喉口腔科学 . 北京：人民卫生出版社，2011.

15. 孙秋华 . 中医护理学 . 第 3 版 . 北京：人民卫生出版社，2012.

16. 国家中医药管理局 . 中医病证诊断疗效标准 . 南京：南京大学出版社，1994.

17. 中华人民共和国卫生部 . 手足口病预防控制指南（2008 版）.

18. 李曰庆 . 中医外科学 . 北京：中国中医药出版社，2002.

19. 俞光岩，王慧明 . 口腔医学　口腔颌面外科分册 . 北京：人民卫生出版社，2016.

20. 邱蔚六 . 口腔颌面外科学 . 第 7 版 . 北京：人民卫生出版社，2008.

21. 孙涛，何清湖 . 中医治未病 . 北京：中国中医药出版社，2010.

22. 孙桂芝 . 孙桂芝实用中医肿瘤学 . 北京：中国中医药出版社，2009.

23. 蒋玉洁，李一明 . 中国肿瘤秘方全书 . 北京：科学技术文献出版社，2007.

24. 明 · 陈实功 . 外科正宗 . 北京：人民卫生出版社，2007.

25. 清 · 许克昌，毕法 . 外科证治全书 . 北京：人民卫生出版社，1961.

26. 隋 · 巢元方 . 诸病源候论 . 北京：中国医药科技出版社，2011.

27. 明 · 王肯堂 . 证治准绳 . 北京：人民卫生出版社，2014.

28. 宋 · 杨倓 . 杨氏家藏方 . 上海：上海科学技术出版社，2014.

29. 中华中医药学会 . 中医养生保健技术操作规范 . 北京：中国中医药出版社，2010.

30. 国家基本药物临床应用指南和处方集编委会 . 国家基本药物临床应用指南 . 中成药
2012 年版 . 北京：人民卫生出版社，2013.

31. 国家药典委员会 . 中华人民共和国药典 . 北京：中国医药科技出版社，2015.